W0077727

Die Chirurgie der angeborenen Herzfehler

Beiträge zur Kardiologie, Band 6

Herausgegeben von
W. Klinner, L. Brunner, München

 peri med

Verlag Dr. med. D. Straube, D-8520 Erlangen 1977

ISBN: 3 – 921 222 – 76 – 1

Copyright 1977 by perimed Verlag Dr. med. D. Straube, D-8520 Erlangen, Printed in Germany.

Alle Rechte, insbesondere das Recht der Vervielfältigung und Verbreitung sowie der Übersetzung in fremde Sprachen, vorbehalten. Kein Teil des Werkes darf in irgendeiner Form (Fotokopie, Mikrofilm oder ein anderes Verfahren) ohne schriftliche Genehmigung des Verlages reproduziert werden.

Graphische Darstellungen: H. Frosch, Nürnberg

Satz und Druck: Tümmel, Nürnberg

Inhaltsverzeichnis

Vorwort

Annähernd 40 Jahre nach Korrektur eines angeborenen thorakalen Gefäßfehlers und mehr als 20 Jahre nach der ersten erfolgreichen Operation eines Herzfehlers mit Hilfe der Herz-Lungen-Maschine hat die Chirurgie der angeborenen Herzfehler einen gewissen Abschluß gefunden. Die Absicht des vorliegenden Buches ist es, die chirurgische Behandlung der angeborenen Herzfehler in leicht verständlicher Weise darzustellen und dabei auch kurz auf Diagnostik, Indikationsstellung und Ergebnisse einzugehen. Es soll jedoch keine Operationslehre sein, wenn auch die operative Technik bei einzelnen häufigen Herzfehlern eingehender dargestellt ist. Die beigegebenen Abbildungen dienen demzufolge auch mehr zur Veranschaulichung der hämodynamischen Situation als der Vermittlung von technischen Einzelheiten. Der Einfachheit halber ist in der Regel ein gemeinsames Schema gewählt. Da infolge der komplizierten Entwicklung des Herzens jede Form von Mißbildung vorkommen kann, wurden sehr seltene Vitien weggelassen, oder nur kurz gestreift. Ein kurzes Kapitel über die postoperative Behandlung und die häufigsten Komplikationen vervollständigt die Ausführungen über die einzelnen Herzfehler ebenso wie der Anfang von einem kurzen historischen Überblick gebildet wird.

Der Inhalt richtet sich besonders an den praktischen Arzt, aber auch an den Internisten, der nicht täglich mit dem Gebiet der angeborenen Herzfehler zu tun hat, um so mehr als angeborene Herzfehler heute infolge der Halbierung der Geburtenrate relativ selten sind.

1. Geschichtliche Vorbemerkungen

Obwohl Beschreibungen angeborener Herzfehler schon aus dem 17. Jahrhundert (*Stensen*) (131) vorliegen und bereits 1888 *L. E. Fallot* (56) die nach ihm benannte Herzfehlerkombination nach anatomischen und klinischen Gesichtspunkten genau beschrieben hat, beginnen ausführliche Klassifizierungen angeborener Herzfehler erst in den 30er Jahren in erster Linie durch *Abbot* (1) und später – fast schon überholt durch die ersten chirurgischen Interventionen – durch *H. Taussig* (18).

Nicht von ungefähr beginnt um 1938–1940 das Zeitalter der Korrektur angeborener Herzfehler – besser gesagt thorakaler Gefäßmißbildungen. Die Entdeckung der Antibiotika, die Entwicklung der modernen Überdrucknarkose und schließlich die Einführung der Blutkonserve machten erstmals ein Operieren im Brustraum und an den großen Gefäßen mit einem erträglichen Risiko möglich. Parallel dazu verlief die Entwicklung der diagnostischen Maßnahmen wie Herzkatheter und Angiokardiographie (siehe Seite 17).

1939 erfolgte die erste erfolgreiche Operation eines thorakalen Gefäßfehlers, nämlich die Ligatur eines offenen Ductus *Botalli* durch *Gross* (69) in Boston. 1944 gaben *Blalock* und *Taussig* (18) eine Anastomose zwischen Arteria subclavia und Pulmonalarterie zur Behandlung von Blausuchterkrankungen an. Im gleichen Jahr gelang *Craaford* (44) in Stockholm die erste Resektion einer Aortenisthmusstenose. 1948 schließlich waren *Brock* (25) und unabhängig davon *Sellors* (124) mit der transventrikulären Sprengung der verengten Pulmonalklappe mit Hilfe eines Dilatators erfolgreich.

Die 1950 von *Bigelow* (16) eingeführte Oberflächenunterkühlung bis auf 30° C Oesophagustemperatur ermöglichte erstmals die Korrektur einfacher intrakardialer Fehler wie des Ostium-secundum-Defekts oder der valvulären Pulmonalstenose unter Sicht des Auges (*Lewis* und *Taufic*) (86). Schließlich brachte die erste erfolgreiche Operation mit Hilfe der Herz-Lungen-Maschine durch *Gibbon* (62) 1953 in Philadelphia den Durchbruch. In schneller Folge, gefördert vor allen Dingen durch *Lillehei* in Minneapolis, wurde bis zum Ende der 50er Jahre die Mehrzahl aller angeborenen Herzfehler operabel. Unter denen, die erstmals neue Wege zur Korrektur fanden, müssen vor allen *Barnard, Kirklin, McGoon, Mustard, Rastelli* und *Senning* genannt werden. In Deutschland haben sich besonders *E. Derra* (49) 1956 um die Einführung der Oberflächenunterkühlung und *R. Zenker* (142) 1958 mit der ersten erfolgreichen Operation mit Hilfe der Herz-Lungen-Maschine, sowie um die anschließende Förderung der Herzchirurgie zu einem selbständigen Fachgebiet verdient gemacht.

Heute ist die Chirurgie der angeborenen Herzfehler zu einem gewissen Abschluß gekommen. Mehr als 80 % aller Vitien sind korrigierbar geworden, ein weiterer Teil zumindestens palliativ behandelbar. Nur 10–15 %, darunter vor allen Dingen die mit einer fixierten pulmonalen Hypertonie einhergehenden Herzfehler, sowie die ausgesprochenen Primitivherzen, lassen heute noch keine erfolgreiche Behandlung zu. Nach wie vor gehört die operative Behandlung von Kindern mit angeborenen Herzfehlern zu den dankbarsten Aufgaben der Herzchirurgie.

2. Genese und Embryologie

Die Häufigkeit angeborener Herzfehler wird in der Literatur unterschiedlich angegeben. Anfang der 50er Jahre wurde sie noch mit etwa 3–4 ‰ beziffert, bezogen auf die Zahl der Lebendgeburten. 1953 und 1959 kam *Carlgren* zit. nach *Goerttler* (64) bereits auf 6,4 ‰. Neuere Untersuchungen (*Rodewald* und *Hoffheinz* (64) 1962) kommen, wie jetzt allgemein angenommen wird, zu einem Wert von 8 ‰. Durch den Geburtenrückgang in der BRD hat sich die Gesamtzahl der jährlich anfallenden angeborenen Herzfehler von ca. 8000 auf etwa 4000 verringert. Darüber hinaus hat man neuerdings den Eindruck, daß eine echte Verringerung der Anzahl von Herzmißbildung pro Zahl der Lebendgeburten eingetreten ist. Der Grund hierfür könnte die Vermutung sein, daß Frauen heute früher vom Bestehen einer Schwangerschaft erfahren (schon 2–3 Wochen nach der Befruchtung) und demzufolge bei gewollten Schwangerschaften Noxen, die die sehr frühzeitig einsetzende Herzentwicklung beeinflussen können, rechtzeitig ausgeschaltet werden. Als solche kommen erwiesenermaßen Sauerstoffmangel, Avitaminosen oder Störungen im Hormonhaushalt in Frage. Ebenso geklärt ist, daß Viruserkrankungen der Mutter (z. B. Rubeolen) Herzmißbildungen hervorrufen können. Nicht eindeutig geklärt ist, ob physikalisch-mechanische Faktoren, z. B. Traumata und ionisierende Strahlen oder chemische Einwirkungen, z. B. Vergiftungen oder Einnahme von Medikamenten zu Herzmißbildungen führen können. Genetisch fixierte Faktoren spielen vereinzelt wohl eine Rolle, treten aber bei der großen Masse der angeborenen Herzfehler zurück. In einem großen Krankengut ist uns eine familiäre Häufung solcher Vitien nur relativ selten bekannt geworden. Im großen und ganzen kann man wohl sagen, daß alle Schädigungen, die die Mutter bis zum Ende der 7. Schwangerschaftswoche, vor allen Dingen innerhalb des 20. bis 50. Tages, der kritischen Zeit der Herzentwicklung treffen, zu einer Herzmißbildung führen können.

Nach Befruchtung des Ei's bilden sich Herz und große Gefäße zwischen dem visceralen Blatt der mesodermalen Platte und dem Entoderm. Bereits gegen Ende der 3. Entwicklungswoche beginnt die Herzanlage zu pulsieren, etwa zur gleichen Zeit entsteht ein primitiver Blutkreislauf (*Goerttler*) (64). Innerhalb der nächsten 30 Tage vollzieht sich nunmehr ein komplizierter Entwicklungsgang, in dem laufend neue Strukturen gebildet und alte aufgegeben werden. Das Herz ist dabei das einzige Organ, das eine solche Entwicklung durchläuft und dabei Arbeit verrichten, d. h. den fötalen Blutkreislauf unterhalten muß.

Nach *Goerttler* kann man die Entstehung angeborener Herzfehler etwa wie folgt datieren, die Zeit jeweils nach der Befruchtung des Ei's.

1. – 15. Tag   Acardie, Multiplicitas cordis und grobe Verlagerungen (Ektopien).
2. – 3. Woche Situs inversus cordis.
                Primitive und gemischte Lävokardie.

Störungen der Herzentwicklung während der Drehungen (Sekundärperiode 4.–7. Woche)

4. Woche   Körper- und Lungenvenentranspositionen, gemeinsamer Ventrikel, gemeinsamer Vorhof

4. – 5. Woche   Endokardkissendefekte, korrigierte Transpositionen, Tricuspidalagenesien

Ende 5. Woche   Primitive Dextrokardie

5. – 7. Woche   Transpositionen, Kammerseptumdefekte, conotrunkale Mißbildungen.

Störungen der Bulbusdrehung, auf die conotrunkale Mißbildungen zurückgehen können, sind jedoch innerhalb dieser 50 Tage nicht an einen bestimmten Zeitpunkt fixiert, da sie auf Wachstumsdifferenzen zurückzuführen sind. Nach 7–8 Wochen tritt allenfalls noch die Entwicklung der *Ebstein*schen Anomalie in Erscheinung (6.–10. Entwicklungswoche) oder Veränderungen z. B. an den Herzklappen, die auf entzündliche Vorgänge zurückgeführt werden können (*Goerttler*) (64). Es liegt in der Natur der Sache, daß bei einer so raschen, vielfältigen Entwicklung eines Organs auch eine Vielzahl von Fehlern mit fließenden Übergängen entstehen. Aus diesem Grunde gibt es zwar bei der Korrektur bestimmte Regeln, andererseits müssen aber immer wieder Abweichungen von einer erprobten Operationsmethode gesucht werden, um eine Korrektur möglich zu machen, ein Umstand der die Chirurgie angeborener Herzfehler sehr schwierig aber auch außerordentlich reizvoll erscheinen läßt.

3. Allgemeine Diagnostik

Die meisten angeborenen Herzfehler können allein mit Hilfe von klinischen Methoden diagnostiziert werden. Palpation und Auskultation vermitteln Aufschluß über Herzgröße (Rechts- bzw. Linkshypertrophie), Geräusche (Schwirren bei Ventrikelseptumdefekt, systolisches Austreibungsgeräusch bei Klappenstenosen) oder Klappenschluß (pulmonale Hypertonie). Ein Herzbuckel weist auf ein Links-Rechts-Shunt-Vitium oder eine Mitralinsuffizienz hin, die in der Regel schon im frühkindlichen Alter bestanden haben müssen.

Eindeutige Schlüsse auf ein Rechts-Links-Shunt-Vitium erlauben das Vorliegen einer zentralen Zyanose und von Trommelschlegelfingern oder Uhrglasnägeln, die um so ausgeprägter sind, je länger das Leiden besteht und je stärker die Zyanose ist. Das Einnehmen von Hockstellung ist nahezu pathognomonisch für eine *Fallot*sche Tetralogie und hier wiederum für das Vorliegen einer Infundibulumstenose. Patienten mit einer reinen valvulären Stenose nehmen so gut wie nie eine entsprechende Körperhaltung ein. Schließlich weisen Blutdruckdifferenzen zwischen oberer und unterer Körperhälfte bzw. fehlende Fuß- oder Femoralispulse eindeutig auf eine Aortenisthmusstenose (Coarctation) hin. Ein kontinuierliches systolisch-diastolisches Geräusch über dem oberen linken Praecordium wird in der Mehrzahl der Fälle einem offenen Ductus *Botalli*, seltener einem aorto-pulmonalen Fenster entsprechen. Röntgenologisch läßt ein großes Herz mit einer Lungenüberdurchblutung auf ein Links-Rechts-Shunt-Vitium schließen, Rechts-Links-Shunt-Vitien hingegen zeigen eher eine kleine Herzsilhouette und klare Lungenfelder. Ein frühkindlicher Stridor und Dysphagie erwecken den Verdacht auf das Vorliegen von Aortenbogenanomalien.

Reichen diese Hinweise auch zu einer groben Identifizierung angeborener Herzfehler aus, so genügen sie praktisch nie, um eine eindeutige Indikation zur Operation zu stellen. Hier ist die Herzkatheteruntersuchung mit Druckmessung und Bestimmung der O_2-Sättigung, mehr noch aber die Durchführung einer Angiokardiographie in 2 Ebenen unerläßlich. Die Ursprünge dieser Methoden gehen bis in das Jahr 1905 zurück als *Bleichröder* (20) erstmals einen Ureteren-Katheter in der unteren Hohlvene bis zur Vorhofgrenze hinaufschob. Bekannt ist die Selbstkatheterisierung von *Forssmann* (58) im Jahre 1929, eine Maßnahme, die später von *Cournand* und *Richards* (45) zu einer brauchbaren diagnostischen Methode zur Erfassung und Abklärung von angeborenen und erworbenen Herzfehlern ausgebaut wurde. Erste Lungenangiographien am Menschen hat übrigens in Deutschland bereits Anfang der 40er Jahre *Löffler* (89, 90) durchgeführt.

Heute sind diese diagnostischen Maßnahmen soweit entwickelt, daß sie genaue Aufschlüsse über die Bewegungsabläufe am Herzen, über die Größe von Defekten, die Beweglichkeit von Klappensegeln und schließlich über die Lage der Herzhöhlen und der großen Gefäße geben. Sie ermöglichen auch die Erfassung komplizierter Herzfehler und von sogenannten Primitivherzen. Nur in ausgesprochen seltenen Fällen wird daher heute noch eine diagnostische Probethorakotomie erfolgen müssen. Äußerst selten werden sich auch bei einer Operation Situationen ergeben, die nicht durch die vorausgegange-

nen diagnostischen Maßnahmen bekannt oder als zumindest sehr wahrscheinlich angenommen wurden.

4. Grundlagen der Herzchirurgie

Voraussetzung für die Durchführung von herzchirurgischen Maßnahmen ist, neben einer entsprechenden Kenntnis der pathologischen Anatomie, das Vorhandensein einer Herz-Lungen-Maschine (HLM) und die Beherrschung der Pathophysiologie des extrakorporalen Kreislaufs. Zwar gibt es eine Reihe von angeborenen Herzfehlern (Ductus *Botalli,* Aortenisthmusstenose, Aortenbogenanomalien), die ohne dieses Hilfsmittel erfolgreich beseitigt werden können. Das Auftreten von schwerwiegenden Komplikationen (Blutungen, Herzversagen) kann jedoch jederzeit die Anwendung eines extrakorporalen Kreislaufs erforderlich machen. Es muß daher heute als unverantwortlich bezeichnet werden, sogenannte konventionelle Herzchirurgie zu betreiben, ohne eine einsatzbereite Herz-Lungen-Maschine im Hintergrund zu haben.

Auch in Hypothermie, also in Oberflächenunterkühlung geplante Eingriffe können sich – allein wegen der Kürze der zur Verfügung stehenden Zeit – unter der Operation so ausweiten, daß eine erfolgreiche Beendigung der Operation nur mit Hilfe des extrakorporalen Kreislaufs möglich wird. So ist die Methode der von *Bigelow* inaugurierten und in Deutschland von *Derra* 1956 sehr geförderten Oberflächenunterkühlung heute von den meisten Zentren zugunsten der primären Anwendung der extrakorporalen Zirkulation verlassen und soll deswegen hier auch nicht mehr erörtert werden.

4.1 Extrakorporaler Kreislauf

Zur Anwendung des extrakorporalen Kreislaufs stehen im Prinzip 3 verschiedene Voxygenator-Systeme zur Verfügung:

1. Ein auf Scheiben, Rollen oder anderen Flächen ausgebreiteter Blutfilm wird durch eine mit O_2 gesättigte Atmosphäre geleitet und auf diese Weise oxygeniert (sogenannter Scheiben- oder Flächenoxygenator). Apparate dieser Konstruktion gewährleisten einen ausreichenden Fluß bei relativ geringer Bluttraumatisierung und waren zumal in den 50er Jahren viel im Gebrauch. Die Nachteile sind eine relativ schwierige und zeitraubende Wartung. Aus diesem Grunde werden sie heute nur noch vereinzelt angewendet (43, 93).

2. Durch eine Blutsäule perlt Sauerstoff bzw. Atemgas hindurch. Es entwickelt sich ein Blutschaum, der eine maximale Oxygenierung gewährleistet. Das Blut muß anschließend durch Detergentien (Silikon) entschäumt werden. Restliche Bläschen werden in einer schneckenförmigen Konstruktion entfernt. Nach diesem Prinzip (Schaumoxygenator) arbeitete der Oxygenator, mit dem die erste erfolgreiche Operation 1953 von *Gibbon* durchgeführt wurde. Trotz der Nachteile der größeren Bluttraumatisierung wurde das Prinzip später wieder aufgegriffen, als es möglich wurde, diesen Oxygenator

Abb. 1
Herz-Lungen-Maschine
mit Schaumoxygenator
(Temptrol) mit Filter
und Wärmeaustauscher.
Fabrikat E. WEISSHAAR.

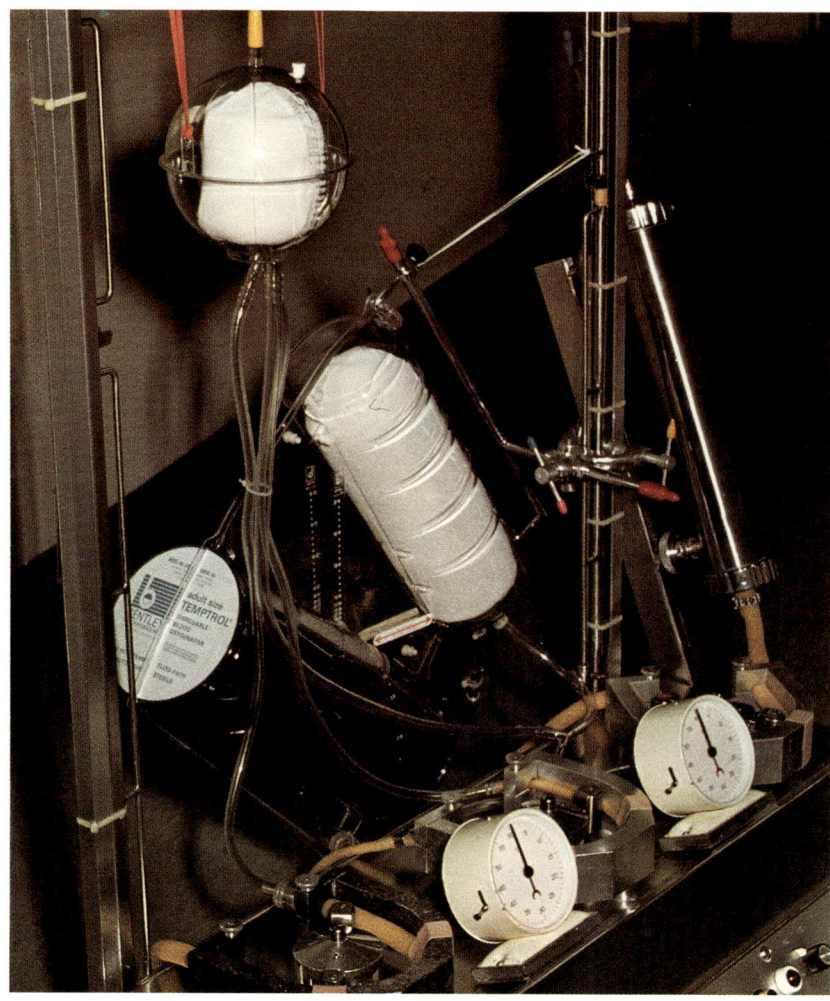

als Einmalgebrauchsartikel herzustellen. Bei einer herabgesetzten Traumatisierung ist es nunmehr möglich, ihn mit ausreichender Sicherheit für maximal 3–4 Stunden zu verwenden. Da die Mehrzahl der Operationen wegen angeborener Herzfehler kaum mehr als 1 Stunde Perfusionszeit erfordert, genügt ein derartiger Oxygenator zur Zeit praktisch allen Ansprüchen (47, 88).

3. Das Blut kommt, den Verhältnissen in der Lunge entsprechend, überhaupt nicht in direkten Kontakt mit dem Atemgas. Vielmehr ist eine semipermeable Membran zwischengeschaltet. Solche Membran-Oxygenatoren, die dann auch zur assistierten Zirkulation über 24 und mehr Stunden oder zur Überbrückung einer Lungeninsuffizienz verwendet werden können, sind bereits vorhanden. Für den Routinegebrauch sind sie jedoch noch zu teuer, auch läßt ihre Sicherheit noch zu wünschen übrig, so daß ihre Anwendung nur bei bestimmten Fällen in Frage kommt (23).

Für den Betrieb der Herz-Lungen-Maschine benötigt man weiterhin eine arterielle Pumpe, die das durch Schwerkraft aus dem Herzen bzw. den Hohlvenen abgeleitete Blut nach Oxygenierung in den Körper zurückführt. Weiterhin benötigt man zwei bis drei Rollerpumpen (*de Bakey*) (46) zum Absaugen des im Operationsgebiet anfallenden Blutes, das nach Passieren eines Filters dem venösen Reservoir und damit dem extrakorporalen Kreislauf wieder zugeführt wird. Schließlich ist ein sogenannter Wärmeaustauscher unerläßlich. Es handelt sich hierbei um ein Prinzip von wasserumspülten Stahlrohren, durch die das Blut meist im arteriellen Schenkel des extrakorporalen Kreislaufs geleitet wird. Auf diese Weise gelingt es rasch die Körpertemperatur zu senken bzw. den unterkühlten Organismus wieder zu erwärmen. Hat sich doch eine mäßige Hypothermie von etwa 30° C als zusätzlicher Sicherheitsfaktor erwiesen. Um die normalerweise zur Anwendung kommenden Flußraten von 2–2,4 l/min./m² intermittierend senken zu können, kann man den Organismus auch bis auf 26° C oder darunter kühlen. Dieses Vorgehen erweist sich als vorteilhaft, wenn ausgedehnte Kollateralgefäße zur Lunge vorliegen, die in der Regel nicht völlig ausgeschaltet werden können. Alle Oxygenatoren müssen mit einem Perfusat ausgefüllt werden, das entweder aus reinem Blut, aus einem Blutflüssigkeitsgemisch oder aus Blutplasma bestehen kann. Die Zusammensetzung eines solchen Perfusats, das je nach Größe des Oxygenators zwischen 400 und 1200 ml schwankt, ist im folgenden wiedergegeben.

Infusionslösung für H.L.M.

1000 ml Jonosteril päd III Traubenz.-Lösung 5 %

1 Liter enthält:	
Traubenzucker	27,50 g
≙ 25,0 g Glucose Krist. wasserfrei	
Natriumchlorid	4,30 g
Kaliumchlorid	0,15 g
Kalziumchlorid	0,16 g

Nat 73,6 mval/l K^+ 2,0 mval/l Ca^{++} 2,2 mval/l
1,69 g/l 0,08 g/l 0,04 g/l
Cl – 77,8 mval Traubenzucker 25,0 g/l
2,76 g/l (Krist. wasserfrei)
theor. Osmolarität – 293 mosm/l
Kaloriengehalt: ca. 100 kcal/l

---

100 ml Natriumhydrogencarbonat   8,4 %

---

100 ml Humanalbumin   20 %

Inzolen 10 mval/m² Amp.
1 Ampulle = 2,78 mval Kalium

4.2 Tiefe Hypothermie

Für Operationen im Säuglingsalter kann die Unterkühlung des Organismus bis auf 20° C vorteilhaft sein, um im Kreislaufstillstand operieren zu können. Um die Perfusionszeiten für den sehr empfindlichen Organismus bei Säuglingen in Grenzen zu halten, kann man bis zu einer Temperatur von etwa 30° C die Oberflächenunterkühlung anwenden. Die weitere Abkühlung erfolgt dann mit Hilfe einer kleinen Herz-Lungen-Maschine, die später auch zur Wiedererwärmung bis auf ca. 34° C benutzt wird. Nach Erreichen einer Temperatur von 20° C wird die venöse Kanüle aus dem rechten Vorhof entfernt und bei vorliegendem Kreislaufstillstand operiert. Operationszeiten bis zu 60 Minuten ohne permanente Schädigung der Hirnfunktion sind dabei möglich (2, 4, 5, 95, 96).

4.3 Palliativeingriffe

Unter gewissen Umständen (Operation innerhalb der ersten 6 Lebensmonate, Unkorrigierbarkeit des Herzfehlers) haben auch heute noch nichtkorrektive Maßnahmen, die nur eine Verbesserung des Allgemeinzustandes anstreben, ihre Berechtigung. Hierzu gehören bei blausüchtigen Kranken die Vornahme eines aortopulmonalen Shunts in Gestalt einer Subclavia-Pulmonalis-Anastomose (*Blalock – Taussig*) (18), eine Verbindung der ascendierenden Aorta mit der rechten Arteria pulmonalis (*Waterston* [140], *Cooley* [37, 40]) und die transventrikuläre Sprengung der valvulären Pulmonalstenose nach *Brock* (15). Die sog. *Pott*sche (108) Anastomose, d. h. die direkte Verbindung zwischen descendierender Aorta und linkem Pulmonalisast wird heute wegen der Schwierigkeiten, sie später zu beseitigen, nicht mehr angewendet. Alle diese Maßnahmen dienen der Verbesserung der Lungendurchblutung bei zyanotischen Herzvitien. Weitere Palliativmaßnahmen bei zyanotischen Vitien sind der freilich bereits von Kardiologen innerhalb der ersten Lebenstage angewendete Ballonkatheter nach *Rashkind* (108) und die von *Blalock – Hanlon* angegebene Schaffung eines Vorhofseptumdefektes bei Transposition der großen Gefäße zur Herstellung eines lebenswichtigen bidirektionalen Shunts.

Beim großen Ventrikelseptumdefekt kommt als einzige Palliativmaßnahme die Einengung der Lungenschlagader (sog. Banding) zur Verminderung eines großen Durchflusses durch die Pulmonalarterie in Frage (*Müller-Dammann*) (99). Sinnvoll ist diese Methode allerdings nur dann, wenn noch keine Anzeichen einer fixierten pulmonalen Hypertonie bestehen, die meist bereits gegen Ende des ersten Lebensjahres auftritt. Der Eingriff muß also bereits im Säuglingsalter vorgenommen werden. Eine Einengung der Lungen-

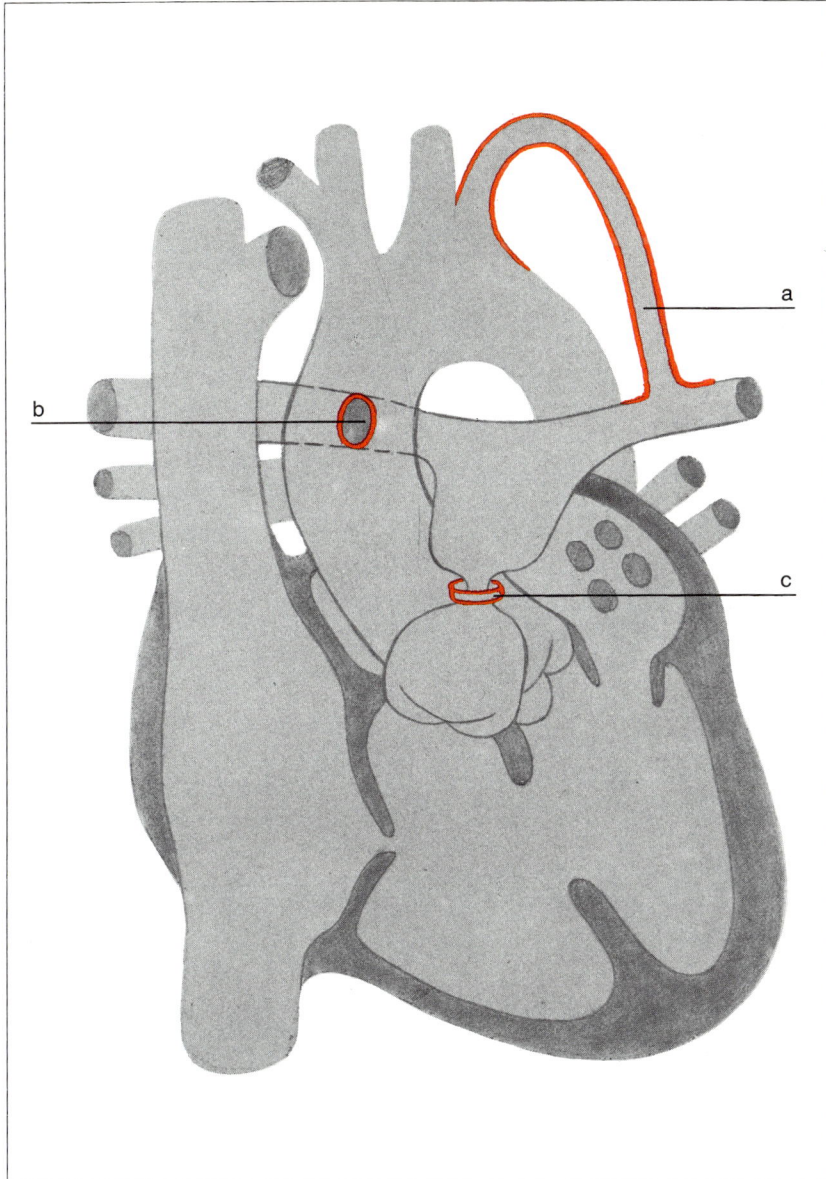

Abb. 2
Palliativeingriffe;
a) BLALOCKsche
Anastomose links:
Verbindung zwischen
Arteria subclavia und
linkem oder rechtem
Pulmonalarterienast;
b) WATERSTON- oder
COOLEY-Shunt:
Verbindung zwischen
Hinterwand der
ascendierenden Aorta und
rechter Pulmonalis;
c) Bändelung der
Pulmonalarterie (nur bei
Säuglingen mit großem
Links-Rechts-Shunt):
Einengung der
Lungenschlagader zur
Drosselung des
Durchflusses.

schlagader, um eine Regression einer bereits in Gang befindlichen Lungen-
gefäßreaktion (*Eisenmenger*) (53a) zu bewirken oder ein Fortschreiten zu verhindern bzw. den Ablauf der Reaktion zu verlangsamen, ist nach bisherigen
Erfahrungen erfolglos.

Als höchstens bedingt erfolgreich wirkende Korrektur und demzufolge als
Palliativmaßnahme anzusehen, müssen die Operationen bei den verschiedenen Typen von Truncus arteriosus mit Vorliegen eines zumindest zum Teil

fixierten pulmonalen Hochdrucks bezeichnet werden. Ebenso der Eingriff nach *Fontan* (57), der die direkte Verbindung der Hohlvenenzuflüsse bzw. des rechten Atriums mit der Pulmonalarterie unter Umgehung des rudimentären rechten Ventrikels bei Tricuspidalatresie zum Ziel hat.

5. Allgemeine Operationstechnik

Als Zugangsweg zum Herzen kommen in erster Linie die mediane Längssternotomie oder je nach Art des Herzfehlers eine rechts- bzw. linksseitige antero- oder posterolaterale Thorakotomie in Frage. Linksseitig lateral wird man vor allen Dingen bei der Aortenisthmusstenose und dem Ductus *Botalli* vorgehen, der rechtsseitige antero-laterale Zugangsweg empfiehlt sich für den Vorhofseptumdefekt und alle Eingriffe an der Mitralklappe.

Nach Freilegen des Herzens erfolgt eine ausgiebige Inspektion und danach die Vorbereitung zur Einleitung des extrakorporalen Kreislaufs. Die Austastung des rechten Vorhofs unterrichtet über Defekte oder Klappeninsuffizienzen. Eine Inzision im rechten Herzohr dient zur Kanulierung der oberen und unteren Hohlvene, nachdem der Patient heparinisiert wurde. Anschließend wird in der Regel ein Anteil der ascendierenden Aorta ausgeklemmt und nach Legen einer Tabaksbeutelnaht eine Kanüle von 4–8 mm Innendurchmesser eingelegt. Danach kann der extrakorporale Kreislauf zunächst partiell, später total, d. h. durch Drosselung der um die Hohlvenen gelegten Bändchen eingeleitet werden. Das Abgehen vom extrakorporalen Kreislauf erfolgt sobald sich, nach Beendigung des Eingriffs, befriedigende Kreislaufverhältnisse ausgebildet haben. Der diastolische Aortendruck sollte dabei mindestens 50 mmHg betragen. In jedem Fall ist nach einer Abklemmung der Aorta, die auch zur Erschlaffung des Herzens dient, von mehr als 15–20 Minuten, eine Reperfusion von ebenfalls 15 Minuten erforderlich. Diese Phase kann auch zur Wiedererwärmung benutzt werden. Eine typische Operation, mit Hilfe der HLM etwa wegen einer *Fallot*schen Tetralogie, verläuft wie folgt:

Längssternotomie und Längseröffnung des Perikards. Annähen der Perikardränder an die Abdecktücher. Inspektion des Herzens, Austastung des rechten Vorhofs, gleichzeitig Heparinisierung des Patienten. Einlegen des oberen und unteren Hohlvenenkatheters durch das rechte Herzohr, gegebenenfalls auch durch zwei getrennte Inzisionen nach Legen von Tabaksbeutelnähten. Eine etwa vorhandene große linke obere Hohlvene muß in der Regel mitkanuliert werden. Kanulieren der ascendierenden Aorta, eventuell Einlegen eines Entlastungskatheters (Vent) in den linken Ventrikel. Beginn der extrakorporalen Zirkulation, gleichzeitig Beginn der Unterkühlung. Nachdem man sich von einwandfreien Perfusionsverhältnissen vergewissert hat, folgt elektrisch induziertes Fibrillieren des Herzens und gegebenenfalls die Abklemmung der Aorta. In diesem Falle wird der Fibrillationsstrom unmittelbar danach abgeschaltet. Durchführung des intrakardialen Eingriffes (selten mehr als 30–40 Minuten, wobei nach jeweils 20 Minuten die Aortenklemme bis zu 3 Minuten zur Durchströmung der Koronararterien geöffnet wird). Dabei muß die künstliche Fibrillation wieder in Gang gesetzt werden, um ein plötzliches Schlagen des Herzens und damit mögliches Auswerfen von Luft in die Aorta zu verhindern. Beginn der Wiedererwärmung sobald die Beendigung des intrakardialen Eingriffes innerhalb von 5–10 Minuten abzusehen ist. Reperfusion von etwa 15 Minuten nach Freigabe der Koronarzirkulation. Beendigung des extrakorporalen Kreislaufs, sobald gute Kreislaufverhältnisse bestehen (selten länger als 40–50 Minuten).

Kommt es nach Defibrillation des Herzens zu Rhythmusstörungen, insbesondere zum Auftreten eines kompletten Herzblocks (etwa nach Verschluß eines großen Ventrikelseptumdefektes), sind sofort, noch vor Abgehen vom Bypass, temporäre epikardiale Schrittmacherelektroden in die Vorderwand des rechten Ventrikels einzunähen. Die Stimulation ist so lange beizubehalten bis sich ein dauerhafter Sinusrhythmus eingestellt hat. Ist dies 10–14 Tage nach der Operation noch nicht der Fall, ist die Implantation eines permanenten Schrittmachers in Erwägung zu ziehen. Drei bis vier Wochen nach dem Eingriff ist eine spontane Rückbildung eines bei der Operation gesetzten Herzblocks nicht mehr wahrscheinlich.

Unmittelbar nach Beendigung der extrakorporalen Zirkulation ist eine gute Diurese, die ihrerseits abhängig vom Mitteldruck (mindestens 60 mmHg) ist, anzustreben. Die Verabfolgung von Mannit bereits während des Bypasses und von Diuretika unmittelbar danach, ist empfehlenswert. Die Verabfolgung von Aludrin und Dopamin führt in der Regel bald zu einer Kreislaufstabilisierung. Eine peinliche Blutstillung bei gleichzeitiger Neutralisation des Heparins mit Protamin-Sulfat ist unerläßlich. Die Drainage erfolgt bei geschlossenen Pleurahöhlen durch Einlegen je eines weichen Drains in das locker verschlossene Perikard und praeperikardial in das vordere Mediastinum. Fällt der Blutdruck bei Verschluß des Perikards beträchtlich ab, sollte es offen gelassen werden. Ist eine Pleurahöhle eröffnet, genügt in der Regel ihre Drainage. Vor Verschluß des Thorax und auch danach sind wiederholt beide Lungen kräftig zu blähen, um Atelektasen zu beseitigen. Bleiben nämlich pleurale Hohlräume zurück, können sie Bildung und Anhäufung von Blutkoageln im Perikard bzw. in der eröffneten Pleurahöhle begünstigen. Diese wiederum können zu den Zeichen einer Perikardtamponade, die auch extraperikardial sein kann, führen. Ein blutig inibierter Thymuslappen muß immer reseziert werden. Er kann, unter dem Sternum gelegen, auf die großen Gefäße, insbesondere die Arteria pulmonalis drücken und wiederum das Bild einer Perikardtamponade simulieren bzw. die Herzfunktion beträchtlich einschränken.

6. Spezielle Chirurgie der angeborenen Herzfehler

6.1   Angeborene thorakale Gefäßfehler

6.1.1 Ductus arteriosus apertus (BOTALLI)

Der Ductus arteriosus ist eine Verbindung zwischen dem Abgangsbereich Vorbemerkungen der linken Pulmonalarterie und der Aorta descendens, unmittelbar distal des Ursprungs der linken Arteria subclavia. Er ist eine der am häufigsten vorkommenden angeborenen Herzmißbildungen. Ein Ductus kann Anteil eines Gefäßringes sein und sowohl die Trachea als auch den Ösophagus komprimieren (40).

Während des fötalen Lebens wird das Blut des rechten Herzens über den Ductus an der funktionslosen Lunge des Keimes vorbeigeschleust, dessen Organismus über Plazentargefäße von seiten der Mutter mit Sauerstoff versorgt wird. Wenn sich nach der Geburt die Lungen infolge der Eigenrespiration entfalten, sinkt der Lungengefäßwiderstand, während der Systemdruck ansteigt. Für kurze Zeit nach der Geburt besteht noch ein Links-Rechts-Shunt, der aber infolge aktiver Kontraktion von Muskelfasern, die sich in der Media des Ductus befinden, sehr bald gedrosselt wird. Dadurch kommt es zum funktionellen Verschluß des Pseudogefäßes (40). Innerhalb von 2 bis 3 Wochen bildet sich der Ductus auf dem Boden degenerativer Vorgänge zu einem fibrösen bindegewebigen Strang, dem Ligamentum arteriosum *Botalli*, um. Bislang ist noch ungeklärt, warum ein Ductus durchgängig bleiben kann. Infektionskrankheiten, insbesondere Masern, während des 2. bis 3. Schwangerschaftsmonats werden als eine mögliche Ursache angesehen.

Die anatomische Variationsbreite eines Ductus *Botalli* variiert sehr. Sein Innendurchmesser kann 1 mm bis 1,5 bis 2 cm umfassen. Seine Längsausdehnung beträgt in der Regel 1 bis 1,5 cm, wobei der aortale Anteil meist trichterförmig erweitert ist. Extrem kurze Ductus vereinigen die linke Pulmonalarterie und die Aorta descendens zu einer Art aorto-pulmonalem Fenster distal des Abgangs der linken Arteria subclavia.

Eine vom Endokard ausgehende Arteriitis im Ductusbereich ist seit der Einführung der Antibiotika selten geworden. Immerhin gibt es Hinweise, daß Ductusträger mit mittlerem Links-Rechts-Shunt nach dem 15. Lebensjahr eine deutlich verringerte Lebenserwartung haben. Häufig ist ein offener Ductus *Botalli* mit anderen angeborenen Herzmißbildungen vergesellschaftet. In erster Linie mit einer Aortenisthmusstenose (Coarktation), Ventrikelseptumdefekten oder der *Fallot*schen Tetralogie.

Da sich beim Neugeborenen die physiologische pulmonale Hypertonie erst Pathohämodynamik in Wochen zurückbildet, bleibt der Links-Rechts-Shunt auf Ducutusebene zunächst klein, um sich nach Ausbildung eines normalen Druckes in der

Abb. 3
Ductus arteriosus
BOTALLI
Verbindung zwischen
Aorta und Arteria
pulmonalis.

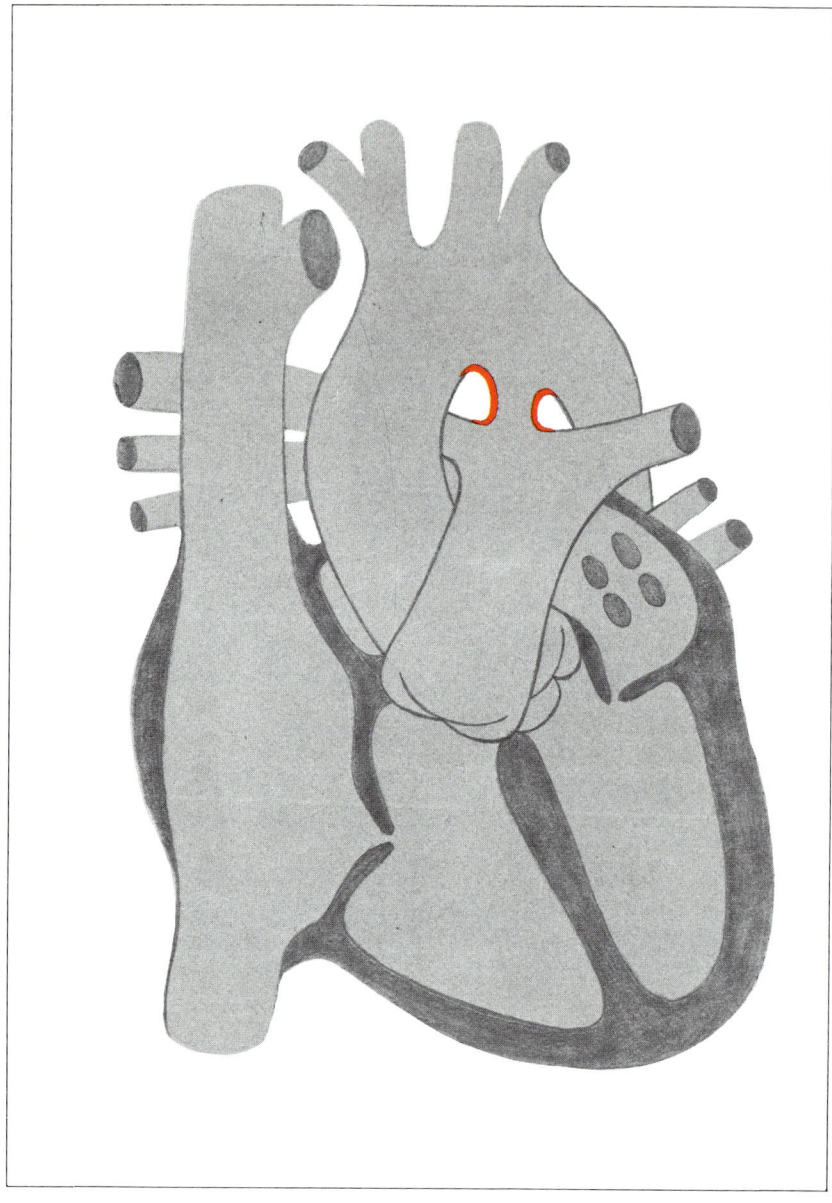

Abb. 3
Ductus arteriosus
BOTALLI
Verbindung zwischen
Aorta und Arteria
pulmonalis.

Lungenstrombahn im Falle des Offenbleibens des Ductus endgültig zu entwickeln. Die Lumengröße des Ductus bestimmt im wesentlichen das Ausmaß der Mehrdurchblutung der Lunge und damit die Linksherzbelastung,
die gelegentlich das 3- bis 4fache der Auswurfleistung des rechten Ventrikels
betragen kann. Wie bei allen Shuntvitien kann die vermehrte Lungendurchblutung von der flußbedingten zur widerstandsbedingten pulmonalen Hypertonie im Sinne einer Pulmonalsklerose mit Mediahypertrophie und Intimafibrose führen. Wieweit diese Veränderungen nach Unterbrechung des

34

Shunts reversibel sind, kann heute noch nicht sicher gesagt werden. Im Zweifelsfall kann bei der Operation eine Lungenbiopsie Auskunft über das Ausmaß der Veränderungen der Lungenarteriolen geben.

Im Fall einer begleitend auftretenden Endokarditis besteht die Möglichkeit, daß sich das Lumen des Ductus thrombotisch verschließt, so daß sich die shuntbedingte Symptomatik kontinuierlich zurückbildet und schließlich verschwindet.

Klinische Befunde

Die Symptomatik ist abhängig von der Größe des aortopulmonalen Shunts und rangiert von völliger Beschwerdefreiheit bis zu den Zeichen dekompensierender Herzinsuffizienz mit Dyspnoe und Einschränkung der körperlichen Leistungsfähigkeit. Gelegentlich sind Gedeih- und Wachstumsstörungen zu bemerken. In der Regel jedoch sind die kindlichen Patienten mit einem mäßig großen Ductus zunächst unauffällig und führen ein normales Leben. Erst jenseits des 20. Lebensjahres werden bei aorto-pulmonalen Shuntvolumina, die zwischen 40 bis 50 % des Großkreislaufvolumens liegen, kardialbedingte Beschwerden offensichtlich. Andererseits können schon Säuglinge und Kinder mit großem Ductus und begleitender flußbedingter pulmonaler Hypertonie Symptome einer dekompensierten globalen Herzinsuffizienz zeigen.

Eine Neigung zu pulmonalen Infekten ist bei vermehrter Lungendurchblutung immer vorhanden. Auskultatorisch ist im 2. bis 3. ICR links parasternal ein systolisch-diastolisches Dauergeräusch wahrzunehmen, das auch als Maschinengeräusch bezeichnet wird. Dieses Geräusch kommt dadurch zustande, daß systolischer aber auch diastolischer Aortendruck höher sind als der systolische Druck in der Pulmonalis. Auf diese Weise strömt kontinuierlich Blut von der Aorta in die Pulmonalis. Bei zunehmendem Widerstand in der Lungengefäßstrombahn schwindet das Diastolikum, und der Auskultationsbefund wird auf ein Systolikum bei betontem und gespaltenem 2. Pulmonalton reduziert.

Auf dem Röntgenbild ist das Herz gewöhnlich nach links verbreitert, der Aortenbogen tritt deutlich hervor, das Pulmonalsegment ist mehr oder weniger prominent und die Lungengefäßzeichnung entsprechend vermehrt.

Ein kleiner Ductus ruft kaum EKG-Veränderungen hervor. Mittlere und größere aorto-pulmonale Shuntvolumina bedingen Linkshypertrophiezeichen, während eine begleitende pulmonale Hypertonie Veränderungen im Sinne einer Rechtsherzbelastung zur Folge hat.

Falls die konventionelle klinische Diagnostik kein eindeutiges Resultat zeigt – beispielsweise wenn lediglich ein systolisches Geräusch zu hören und elektrokardiografisch eine Rechtshypertrophie erkennbar ist – klärt die Herzkatheterisation die Diagnose. Eine Herzkatheterisation ist im übrigen grundsätzlich vor einem operativen Eingriff durchzuführen. Das aus dem Bifurka-

Abb. 4
Ductus arteriosus
BOTALLI

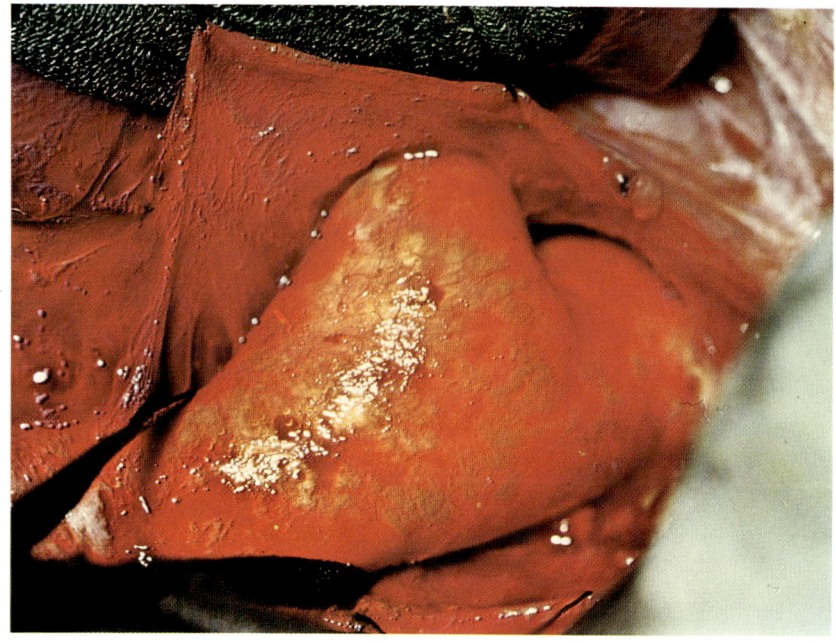

tionsbereich der Pulmonalarterie entnommene Blut zeigt dabei gegenüber den aus dem rechten Herzen entnommenen Proben einen Anstieg der O_2-Sättigung. Die Drucke in der Pulmonalarterie sind vergleichsweise erhöht und können bei einem großen Ductus Systemniveau erreichen. Mit dem Katheter kann der Ductus gewöhnlich passiert werden, womit die Diagnose eindeutig feststeht.

Auch angiographisch kann der Ductus verifiziert werden und seine genaue Lage zur Darstellung kommen. Differentialdiagnostisch ist das aorto-pulmonale Fenster von Bedeutung, weil es eine gleiche Symptomatik hat.

Operationsindikation

Bei der Mehrzahl der Ductusträger ist die Lebenserwartung deutlich herabgesetzt (Herzversagen und Endokarditiden sowie Veränderungen an den Lungengefäßen mit Eintreten einer pulmonalen Hypertonie sind die Ursachen hierfür). In Anbetracht dieser Befunde sollte jeder offene Ductus im Kindesalter operiert werden, wobei der Zeitpunkt der Operation von der Größe des aorto-pulmonalen Shunts bestimmt wird.

Operative Technik

Um einen Ductus *Botalli* zu unterbrechen gibt es zwei Möglichkeiten. Einmal die Unterbindung des Gefäßes, zum anderen dessen Durchtrennung. Beide Verfahren gehen von einer linksseitigen lateralen Thorakotomie in rechter Seitenlagerung im Bett der 4. Rippe aus. Die Lunge wird nach Eröffnung des Thorax nach ventral weggehalten und die Pleura mediastinalis oberhalb des Lungenhilus längs gespalten. Haltefäden, die an den vorderen Rand der Pleuralängsinzision gelegt werden, drängen die Lunge – über ein feuchtes Bauchtuch gespannt – ventralwärts beiseite.

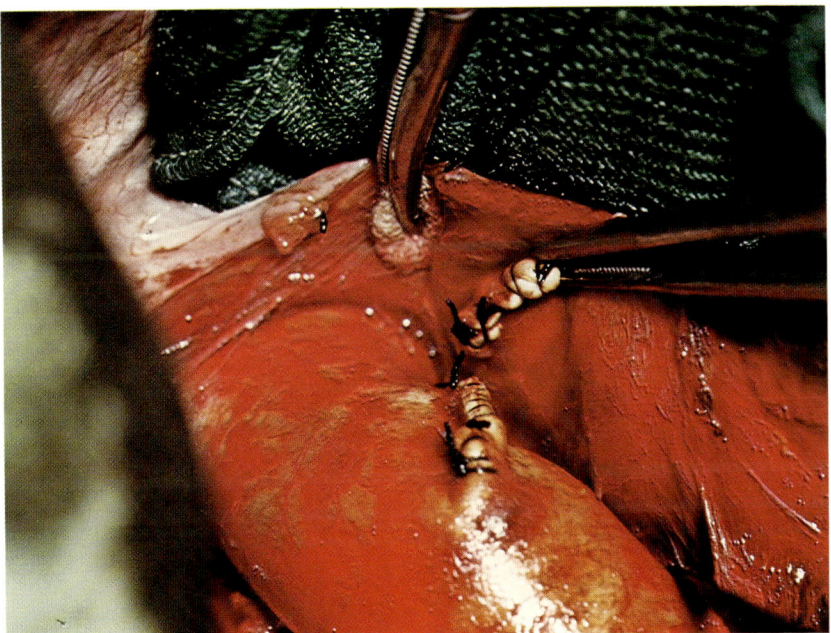

Abb. 5
Ductus arteriosus
BOTALLI:
Nach Durchtrennung
und Vernähen der
Stümpfe.

Nach Abpräparieren der mediastinalen Pleura ist der Ductus leicht zu erkennen. Um ihn zieht der proximal vom Nervus vagus abgehende Nervus recurrens herum, der sorgfältig geschont werden muß. Die Präparation des Ductus erfolgt mit der Schere, indem man das an seiner Rückwand anhaftende Bindegewebe teils scharf durchtrennt, teils stumpf auseinanderdrängt. Die Unterbindung des Ductus geschieht mit Hilfe von je einer Ligatur aorten- und pulmonalwärts mit dazwischen gesetzter Umstechungsligatur. Unterbleibt diese, sind Rekanalisationen nicht so selten, besonders dann, wenn nur einmal ligiert wurde. Besser ist die Durchtrennung des Ductus. Hierbei wird das Gefäß aorten- und pulmonalwärts mit Gefäßklemmen abgeklemmt. Dabei ist darauf zu achten, daß der N. recurrens nicht mit eingeklemmt wird. Anschließend legt man eine fortlaufende U- oder *Blalock*-Naht. Dann erfolgt die Durchtrennung des Ductus, möglichst in seiner Mitte. Aorten- und pulmonaler Gefäßstumpf werden anschließend mit einer fortlaufenden überwendlichen Naht gesichert. Nach Abnehmen der Klemmen besteht in der Regel Blutdichtigkeit. Müssen noch Nähte nachgelegt werden, kann es sich empfehlen, die Aorta proximal vom Ductus kurzfristig, möglichst aber nicht länger als 1 bis 2 Minuten, abzuklemmen. Allgemein ist zu sagen, daß die Operation eines offenen Ductus *Botalli* zwar technisch relativ einfach ist, aber auch, insbesondere bei Vorliegen eines hohen Druckes in der Lungenarterie, erhebliche Risiken in sich bergen kann. Deswegen ist die Indikationsstellung sorgfältig vorzunehmen, vor allem dann, wenn Kinder zum Zeitpunkt der Operation symptomlos und beschwerdefrei sind.

Die Operationsletalität schwankt zwischen 0,5 und etwa 5 % (139). Sie ist im wesentlichen abhängig vom kardialen Kompensationszustand und dem Alter

Ergebnisse

der Patienten. Säuglinge, die gewöhnlich als Notfälle operiert werden müssen, und Erwachsene mit bereits bestehenden pulmonalsklerotischen Veränderungen haben verständlicherweise eine vergleichbar höhere Sterblichkeit als kindliche Patienten mit mittelgroßem bzw. kleinem Ductus.

Im wesentlichen ist also die Operationsletalität abhängig von der Lumenweite des Ductus und der Ausprägung der begleitenden pulmonalen Hypertonie, letztlich aber von der Erfahrung des Chirurgen. Begleitvitien können das Operationsrisiko erhöhen.

6.1.2 Aorto-pulmonales Fenster

Vorbemerkungen

Das aorto-pulmonale Fenster stellte eine runde oder ovaläre defektartige Verbindung verschiedenen Ausmaßes zwischen Aorta ascendens und dem Pulmonalisstamm dar. In der Regel gehen beide Hauptarterien dicht distal bzw. oberhalb der Aortenwurzel ohne Ductusbildung ineinander über, wobei die großen Gefäße im Bereich ihres Ursprungs getrennt bleiben. Gelegentlich ist die aorto-pulmonale Kommunikation ductusartig ausgezogen. Begleitende Herzgefäßmißbildungen werden beschrieben (34).

Pathohämodynamik

Die pathohämodynamischen Veränderungen entsprechen grundsätzlich denen eines offenen Ductus *Botalli* (siehe Seite 33). Allerdings bewirkt ein aorto-pulmonales Fenster in den meisten Fällen einen vergleichsweise größeren Shunt, so daß sich wesentlich früher ein flußbedingter zum widerstandsbedingten Lungenhochdruck umbildet. Mitunter liegt schon von Geburt an eine fixierte pulmonale Hypertonie vor.

Klinisches Bild

Die Symptomatologie ist nicht immer leicht von der eines großen Ductus arteriosus *Botalli* zu trennen. Gedeih- und Wachstumsstörungen treten gewöhnlich früh auf. Bei noch bestehendem mittelgroßem bis großem Links-Rechts-Shunt ist das Herz hyperaktiv. Perkutorisch ist es vergrößert. Infolge des massiven Blutabstromes in das Lungengefäßbett besteht eine hohe Blutdruckamplitude.

Auskultatorisch findet sich über dem gesamten Präkordium, vornehmlich links parasternal, ein lautes systolisch-diastolisches Dauergeräusch im 3. und 4. ICR. Sobald eine pulmonale Hypertonie besteht oder sich entwickelt, bildet sich das diastolische Geräusch zurück. Bei Druckgleichheit im System- und Lungenkreislauf findet sich nur noch ein lauter 2. Pulmonalton.

Röntgenologisch ist als Ausdruck der Lungenüberdurchblutung die Lungengefäßzeichnung vermehrt und das Pulmonalsegment betont. Dieses kann als Folge einer im Vergleich zum Ductus ausgeprägteren Dilatation der Pulmonalarterie erheblich prominent sein. Das Herz zeigt, solange es die Shuntbelastung kompensiert, eine Linksverbreiterung. Befindet sich die pulmonale Hy-

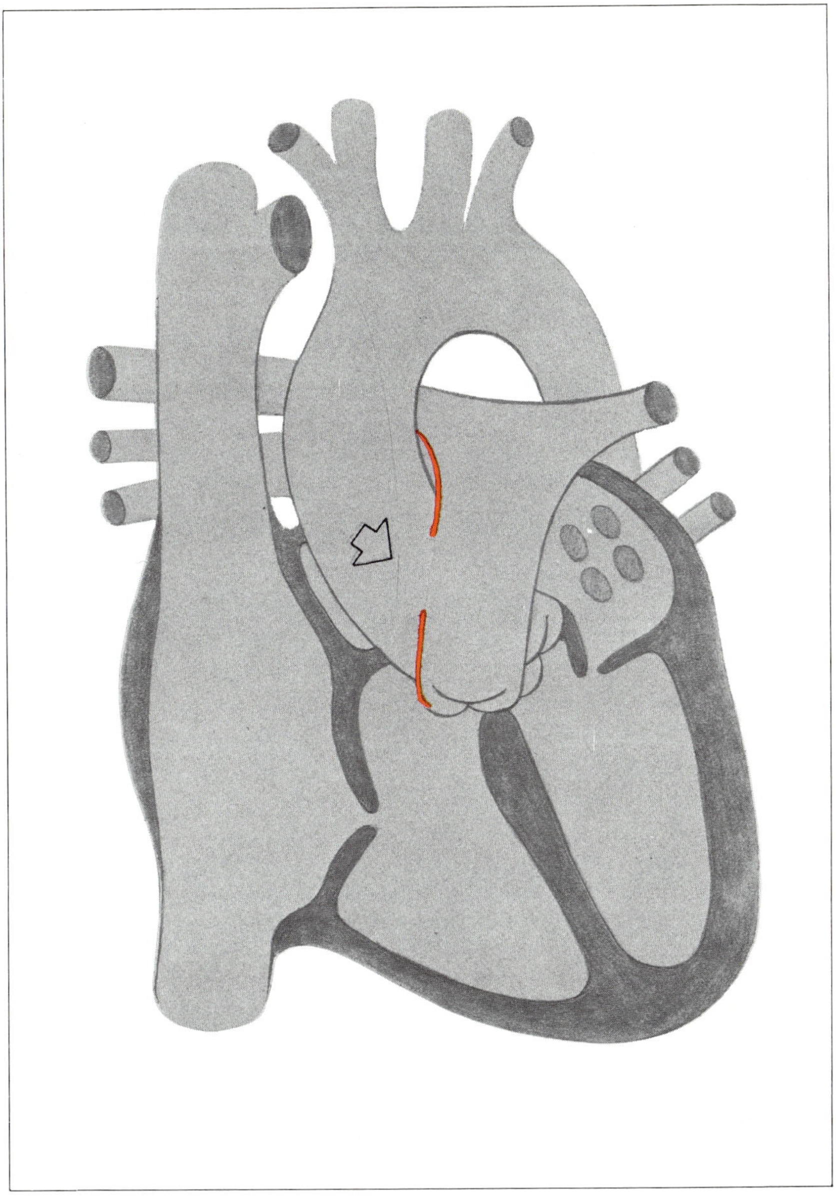

Abb. 6
Aorto-pulmonales
Fenster.

pertonie bereits im Stadium der Manifestation, sind röntgenologisch die für die *Eisenmenger*-Reaktion (siehe Seite 123) charakteristischen Veränderungen in Gestalt amputierter Hili und einer Verminderung der peripheren Lungengefäßzeichnung erkennbar.

Das EKG weist Linkshypertrophiezeichen auf. Bei Auftreten einer pulmonalen Hypertonie gesellen sich graduell zunehmende Veränderungen einer Rechtsbelastung hinzu.

Die Herzkatheterisation ergibt bei noch bestehendem Links-Rechts-Shunt einen O_2-Sättigungssprung unmittelbar distal der Pulmonalklappe, ein Befund, der bei Druckgleichheit im Lungen- und Systemkreislauf nicht mehr zu erheben ist. Als diagnostisch beweisend gilt der Umstand, daß der Herzkatheter im supravalvulären Pulmonalarterienstamm-Anteil durch das aorto-pulmonale Fenster direkt in die Aorta ascendens und in die supraaortalen Äste antegrad und retrograd bis zur Aortenklappe bzw. bis in den linken Ventrikel vorgeschoben werden kann. Hingegen gelangt der zunächst in der Pulmonalarterie liegende Katheter nach der Sondierung eines offenen Ductus fast regelmäßig in die Aorta descendens und erreicht nur über eine scharfe Abbiegung retrograd den Aortenbogen.

Die Angiokardiographie ist in Zweifelsfällen ausschlaggebend für die Diagnose eines aorto-pulmonalen Fensters. Sie gibt Auskunft über Größe und Lokalisation der Fistel und trägt differentialdiagnostisch zum Ausschluß eines größeren Ductus arteriosus bei.

Die Indikation zur Operation ist immer gegeben, solange noch ein Links-Rechts-Shunt vorhanden ist.

Operative Technik

Größe und die Direktheit der aorto-pulmonalen Verbindung lassen eine Beseitigung in der Regel nur mit Hilfe des extrakorporalen Kreislaufes zu. In seltenen Fällen kann eine Unterbindung oder Durchtrennung der aorto-pulmonalen Kommunikation zwischen Klemmen möglich sein. Dieses Verfahren ist nur anwendbar, wenn eine gangartige Verbindung besteht (36).

Der Zugang zu einem aorto-pulmonalen Fenster erfolgt durch eine Längssternotomie. Danach wird der extrakorporale Kreislauf in der üblichen Weise mit Kanülierung der oberen und unteren Hohlvene, Arteria femoralis und der Einführung eines Entlastungskatheters in den linken Ventrikel über die rechte obere Lungenvene eingeleitet. Nach mäßiger Unterkühlung auf etwa 30° C Ösophagustemperatur wird die Aorta oberhalb bzw. distal (kranial) des aorto-pulmonalen Fensters abgeklemmt. Dann erfolgt die vorsichtige Eröffnung der Vorderwand der Fistel, wobei ein Koronarsauger in die Pulmonalarterie vorgeschoben wird. Nachdem auf diese Weise das Fenster übersichtlich zur Darstellung gekommen ist, wird auch dessen Hinterwand durchtrennt. Der Verschluß der so entstandenen, sich gegenüberliegenden Runddefekte in der Wand der Aorta und der etwas zurückgesunkenen Pulmonalarterie läßt sich in der Regel mit einer fortlaufenden Naht blutdicht bewerkstelligen.

Falls der direkte Verschluß der Fensterdefekte zur Stenosierung der Aorta ascendens bzw. des Pulmonalarterienstammes führen sollte, ist die Verwendung eines Kunststoffflickens angezeigt (36). Es gilt als Regel, daß zunächst der aortale Defekt verschlossen wird, um nach sorgfältiger Entlüftung des linken Herzens und der Aorta, die Koronarien wieder perfundieren zu können.

40

Im Anschluß an den Defektverschluß in der Aortenwand erfolgt die Versorgung der Öffnung im Pulmonalarterienstamm.

Das Operationsrisiko nach Verschluß kleinerer aorto-pulmonaler Fenster ist gering (1 % oder darunter). Nach Korrektur größerer und großer aorto-pulmonaler Fisteln ist das Operationsergebnis abhängig von der Rückbildungstendenz der pulmonalen Hypertonie. Stellen sich postoperativ im kleinen Kreislauf wieder annähernd normale Druckverhältnisse ein, so ist auch mit guten Langzeitergebnissen zu rechnen (105, 141).

6.1.3 Koronararterienanomalien

Im wesentlichen werden drei Formen von angeborenen Koronararterienanomalien unterschieden.

1. Koronararterienfisteln.
2. Ursprung der linken Koronararterie aus der Arteria pulmonalis.
3. Solitär vorkommende Koronararterie (38, 72, 106).

Zu 1.: Bei Fisteln der Koronararterien liegt eine Kommunikation zwischen einer Koronararterie und einer der rechten Herzhöhlen vor. Meistens ergießt sich das Blut der rechten Kranzarterie durch siebartige Öffnungen in den rechten Ventrikel, so daß es zu einem Links-Rechts-Shunt kommt. Dabei ist ein mehr oder weniger ausgeprägtes systolisch-diastolisches Dauergeräusch zu hören. Die Fistel läßt sich koronar-angiographisch gut darstellen und wird operativ durch Umstechen des Kommunikationsbezirkes mit mehreren U-Nähten beseitigt (54).

Zu 2.: Der Ursprung der linken Koronararterie aus der Pulmonalis wird als *Bland-White-Garland*-Syndrom bezeichnet (19). Diese Mißbildung verursacht während verschiedener Lebensabschnitte unterschiedliche Symptome: Kurz nach der Geburt herrscht in der Pulmonalarterie noch ein Hochdruck, der sich auch auf die fehlentspringende linke Kranzarterie überträgt. Zwar wird auf diese Weise das Myokard des linken Ventrikels nur mit nicht aufgesättigtem Blut versorgt, jedoch bewirkt dieser Umstand primär noch nicht ein Ischämie-Syndrom des linken Herzens.

Erst mit der Rückbildung der postnatalen pulmonalen Hypertonie kommt es zu einer Minderperfusion der linken Koronararterie mit untersättigtem Blut. Dadurch können bereits im Säuglingsalter deletäre Infarkte im Bereich des linken Myokards auftreten, zumal sich zwischen rechter und linker Kranzarterie noch kein Kollateralkreislauf ausgebildet hat.

Ist dieses gefährliche Stadium durch Kollateralgefäßbildung zwischen dem Strombett der rechten und linken Kranzarterie überwunden, fließt das Blut in Richtung des Druckgefälles von der rechten Koronararterie in die linke und von dieser retrograd in die Pulmonalarterie. Es resultiert also ein intramyokardialer Links-Rechts-Shunt, der zu einem Anstieg der Sauerstoffsättigung in der Pulmonalarterie führt.

Die chirurgische Konsequenz ist die Ligatur der linken Kranzarterie im Bereich ihres abnormen Ursprungs an der Pulmonalarterie, um, wenn möglich, die Myokardperfusion, wenn auch nur über die rechte Koronararterie, zu verbessern. Dieses Vorgehen ist nicht ganz unproblematisch, da es auch zu einem Ischämie-Syndrom führen kann (92). Deswegen empfiehlt *Cooley* die fehlentspringende linke Kranzarterie von der Pulmonalis abzusetzen und mittels eines Venentransplantates direkt mit der Aorta zu anastomosieren (19). Dieses Vorgehen ist jedoch bei Säuglingen und Kleinkindern wegen der Kleinheit der Verhältnisse nicht immer möglich.

Zu 3.: Das Vorliegen lediglich einer Koronararterie ist eine äußerst seltene Anomalie. Sie wird mitunter bei der *Fallot*schen Tetralogie beobachtet, wobei die rechts entspringende Kranzarterie das ganze Herz versorgt und der Ventrikulotomie der rechten Herzkammer im Wege stehen kann.

Eine solitär vorkommende Koronararterie hat aber sonst im allgemeinen, hinsichtlich rekonstruktiver-chirurgischer Maßnahmen keine Konsequenzen.

6.1.4 Aortenbogenanomalien (Gefäßringbildungen des Aortenbogens)

Vorbemerkungen

Als Folge des Bestehenbleibens oder der ausbleibenden Rückbildung der im frühen fötalen Stadium paarig angelegten dorsalen Aorta und der paarigen Kiemenbogenarterien, die die dorsalen Aorten mit dem ventralen Aortenstamm verbinden, resultieren Gefäßringbildungen des Aortenbogens (3). Am häufigsten sind drei Anomalien anzutreffen, deren im wesentlichen gemeinsame Symptomatik in der Kompression der Trachea und des Ösophagus besteht:

1. Der doppelte Aortenbogen,
2. die rechts absteigende Aorta mit linkem Ductus arteriosus oder Ligamentum *Botalli*,
3. die A. lusoria oder links entspringende retro-ösophagal verlaufende rechte Arteria subclavia.

Der doppelte Aortenbogen besteht gewöhnlich aus einem kleineren ventralen (anterioren, linken) und einem dorsalen (posterioren, rechten) großlumigen Gefäß, die Luft- und Speiseröhre komprimierend umschlingen. Aus dem kleineren vorderen Bogen können die linke Arteria subclavia allein, aber auch beide Aa. subclaviae und die linke Karotis entspringen.

Meist ist der dorsale (posteriore, rechte) Aortenbogen vergleichsweise der größere. Aus ihm kann der Truncus bracheo-cephalicus hervorgehen. Beim rechten Aortenbogen und rechtsabsteigender Aorta (Form 2) kann das Liga-

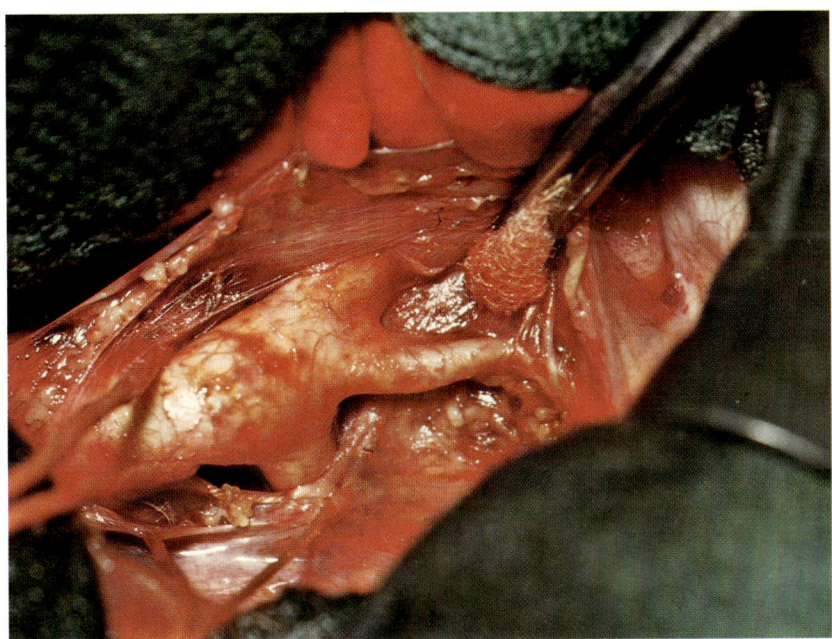

Abb. 7
Doppelter Aortenbogen,
oben vorderer, unten
hinterer Aortenbogen,
rechts linke Arteria
subclavia.

mentum arteriosum bzw. der offene Ductus gelegentlich hinter dem Ösophagus nach links zur Pulmonalarterie ziehen. Der vaskuläre, Ösophagus und Trachea komprimierende Ring, wird in diesem Falle rechts-dorsal von der Aorta, links-dorsal von dem ductalen Gefäßband und ventral von der rechten Pulmonalarterie gebildet.

Die distal der linken A. subclavia vom linken Aortenbogen im proximalen Bereich der Aorta descendens entspringende rechte Arteria subclavia (lusoria) zieht hinter der Speiseröhre (70) zum rechten Arm. Sie komprimiert den Ösophagus von dorsal.

Der klinische Befund ist allen 3 Formen gemeinsam: Stridor, Dyspnoe und Dysphagien, die bereits im frühen Säuglingsalter auftreten.

Im Ösophagogramm findet sich eine entsprechende Einengung, einen gleichen Befund ergibt für die Trachea die Bronchoskopie. Die Operationsindikation ist gegeben, sobald bei Vorliegen entsprechender Symptome die Diagnose gestellt ist.

Sie besteht in einer Durchtrennung des die Trachea und den Ösophagus komprimierenden Gefäßringes.

Chirurgische Technik

Gleichgültig ob lediglich die linke Arteria subclavia vom kleineren ventralen (anterioren, linken) Bogen entspringt oder beide Arteriae subclaviae und die linke Carotis von ihm abgehen, erfolgt die Durchtrennung des Ringes stets distal des Ursprungs der linken A. subclavia und der proximalen Aorta descendens. Als günstigster Zugangsweg empfiehlt sich eine linke postero-laterale Thorakotomie, auch wenn der dorsale (posteriore, rechte) Aortenbogen das kleinere Lumen besitzt. Ein, die Kompressionswirkung verstärkendes, Ligamentum arteriosum sollte mit durchtrennt werden. Darüber hinaus ist es ratsam, Speise- und Luftröhre von Bindegewebe zu befreien, soweit es Beziehungen zu den komprimierenden benachbarten, großen aortalen Gefäßen hat (71).

Bei Form 2 ist das Ligamentum arteriosum bzw. der Ductus *Botalli* zu durchtrennen, wodurch die Kompression von Luft- und Speiseröhre beseitigt wird.

Die Arteria lusoria (Form 3) läßt sich an der Stelle des Ursprungs am linksabsteigenden Aortenbogen zwischen Ligaturen durchtrennen. Der periphere Stumpf wird nach Lösen des ihn umgebenden Bindegewebes retro-ösophageal nach rechts geschoben, womit die Einengung der Speiseröhre behoben ist.

Das Operationsergebnis hängt im wesentlichen, vornehmlich bei Säuglingen, davon ab, inwieweit die Lunge schon infolge Dyspnoe bzw. Aspiration einen irreparablen Schaden erlitten hat. Auch kann es frühzeitig zu einer Tracheamalazie, d. h. zu einer Druckatrophie von Trachealknorpeln kommen. Stridor und Lungenkomplikationen können dann noch längere Zeit nach dem Eingriff anhalten. Eine nennenswerte Operationsletalität für sich besteht nicht.

6.1.5 Aortenisthmusstenose (Coarktation der thorakalen Aorta)

Coarktationen können grundsätzlich in jedem Bereich der thorakalen und abdominalen Aorta lokalisiert sein. Am häufigsten sind jedoch die Einschnürungen an der Brustaorta anzutreffen. Im deutschen Schrifttum werden diese Einengungen der absteigenden Aorta als Aortenisthmusstenosen bezeichnet. Sie liegen jenseits des Ursprungs der linken Arteria subclavia im Einmündungsbereich des Ligamentum arteriosum bzw. des Ductus arteriosus.

Im wesentlichen werden zwei Typen von Aortenisthmusstenosen unterschieden (74):

1. Die seltene präductale Form, bei der sich die Einengung proximal des Abgangs des Ductus arteriosus bzw. des Ligamentum befindet. Sie ist im Falle eines offenen Ductus mit einer zusätzlichen Symptomatik verbunden (siehe unten).

2. Postductale Form. Sie ist distal der ductalen Strukturen anzutreffen und eigentlich der Regelfall. Sie bedingt das für die Aortenisthmusstenosen charakteristische Symptombild.

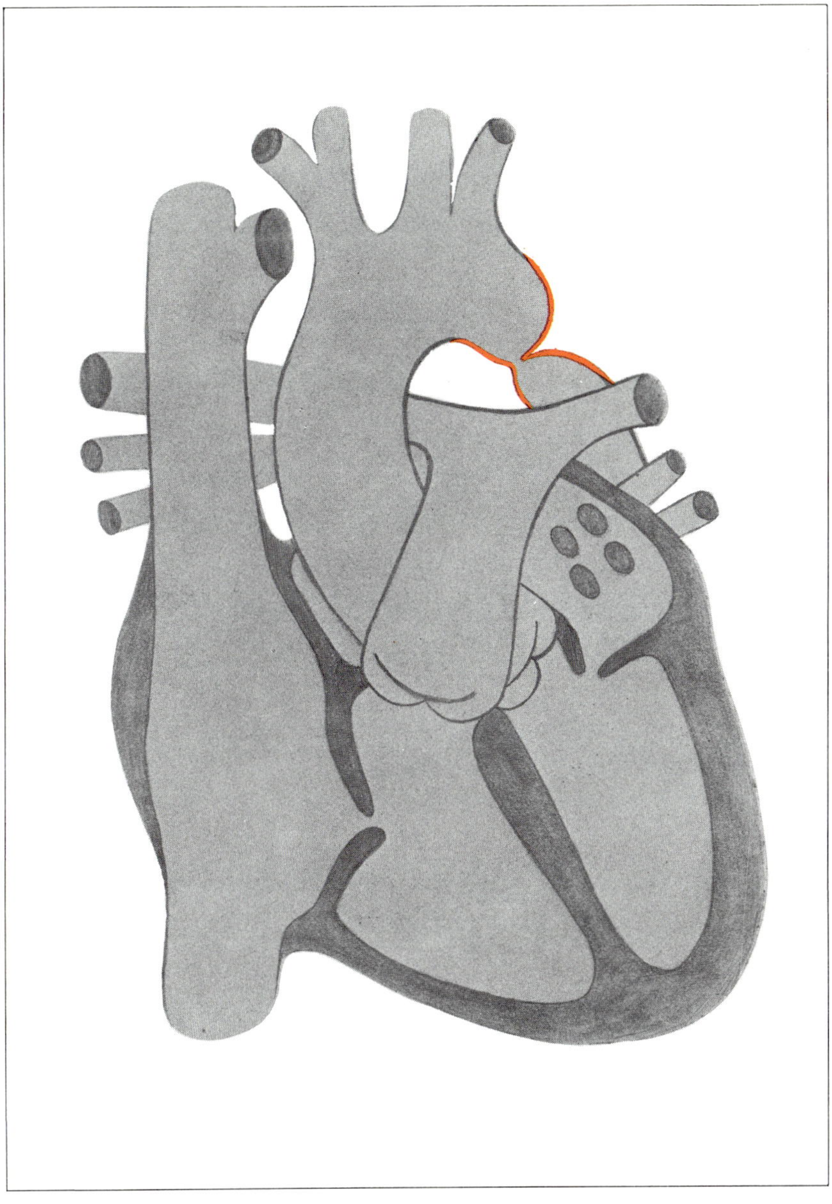

Abb. 8
Aortenisthmusstenose
(Coarktation).

Die postductale Form der Aortenisthmusstenose wird auch als Erwachsenen-Typ bezeichnet, während die präductàle Einschnürung als infantiler Typ beschrieben wird (22a).

Die seltenen Arkusstenosen stellen zumeist segmentäre Einschnürungen des Aortenbogens verschiedener Ausprägung dar. Sie befallen bevorzugt den Abschnitt zwischen Ursprung der linken Arteria carotis communis und dem Abgang der linken Arteria subclavia.

Die Coarktationen, die sich in 98 % der Fälle im Aortenisthmusabschnitt, d. h. zwischen Abgang der linken Arteria subclavia und dem Ductus arteriosus befinden, können kurz- oder langstreckig sein. Die kurzstreckigen Stenosen sind in der Regel sanduhrförmig. Das Lumen der Aortenisthmusstenosen variiert von einer angedeuteten Verengung der Aorta bis zur stecknadelkopfgroßen Öffnung in einem fibrösen Diaphragma. Mitunter besteht eine komplette Atresie.

Craafoord und *Gross* berichteten 1945 unabhängig voneinander über die erste chirurgische Korrektur einer Aortenisthmusstenose typischer Lokalisation (44, 68).

Pathohämodynamik Wegen der Einschnürung der thorakalen Aorta bildet der Organismus Kollateralen, um der infolge der Stenose minderdurchbluteten unteren Körperhälfte Blut zuzuführen. Der Kollateralkreislauf nimmt im wesentlichen seinen Ursprung von den supraaortalen Ästen in Gestalt der A. subclavia, der A. axillaris und beider Aa. mammariae internae (thoracicae int.).

Ferner führen die Interkostalarterien, die normalerweise Blut von der Aorta in die Peripherie leiten, in umgekehrter Strömungsrichtung Blut zur poststenotischen Aorta, wo sie gewöhnlich dilatiert, wenn nicht aneurysmatisch erweitert sind.

Die in der oberen Körperhälfte bestehende Hypertonie ist in erster Linie im Sinne eines Widerstandshochdruckes zu deuten (17). Teilweise wird sie auch ursächlich mit renalen Faktoren in Zusammenhang gebracht (122).

Klinisches Bild Das klinische Bild ist objektiv gekennzeichnet durch die Hypertonie in der oberen Körperhälfte bei vergleichsweise herabgesetzten oder nicht meßbaren Blutdruckwerten an den unteren Extremitäten. In Abhängigkeit von der Ausprägung des Kollateralkreislaufes sind Leisten- und Fußpulse schwach oder nicht zu tasten. Mitunter sind Interkostalarterien im mittleren und unteren Thoraxbereich an den unteren Rippenrändern palpabel.

Subjektiv lassen sich die Beschwerden in kardiale und zerebrale Symptome aufgliedern. Darüber hinaus werden in seltenen Fällen Beschwerden infolge der arteriellen Minderdurchblutung der unteren Körperhälfte in Form einer Claudicatio intermittens (Hüft- und Beinschwäche) angegeben.

Die kardiale Symptomatik steht bei schweren Fällen im Säuglingsalter im Vordergrund und drückt sich in einer dekompensierenden Linksherzinsuffizienz aus. Die zerebrale Symptomatik – Folge der Hypertonie im oberen Körperabschnitt – die im Jugend- und Erwachsenenalter im Vordergrund steht, ist in erster Linie gekennzeichnet durch Kopfschmerzen, Schwindelanfälle, Sehstörungen und Nasenbluten. Bei Erwachsenen treten gelegentlich apoplektische, zerebrale Insulte auf, die letztlich auch zwischen dem 20. und 30. Lebensjahr zum Tode führen.

46

Beim präductalen bzw. infantilen Typ der Aortenisthmusstenose, bei dem das Blut der Pulmonalarterie über einen offenen Ductus in die untere Körperhälfte abgeleitet wird, ist gelegentlich eine Zyanose der unteren Körperhälfte zu erkennen. Voraussetzung dafür ist allerdings das Vorliegen einer pulmonalen Hypertonie. Bei diesen Fällen besteht kein ausgeprägter Kollateralkreislauf.

Als häufigste Begleitmißbildungen werden valvuläre und subvalvuläre Aortenstenosen und Mitralstenosen in Form supravalvulärer Einengung, z. B. der sogenannten „Parachute"-Mitralklappe diagnostiziert. Treten diese Anomalien gemeinsam auf, werden sie als *Shone*-Syndrom bezeichnet (127).

Häufige Begleitfehler sind ferner ein offener Ductus *Botalli*, Vorhof- und Ventrikelseptumdefekte, Mißbildungen des Aortenbogens und Aneurysmen im Bereich der Aortenwurzel, bzw. der Aorta ascendens.

Auskultatorisch ist über dem linken Praecordium und insbesondere zwischen den Schulterblättern häufig ein systolisches Geräusch zu hören. Im EKG treten Veränderungen der Linksherzbelastung in der gesamten Variationsbreite vom subnormalen bis zum pathologischen Befund in Erscheinung. Röntgenologisch zeichnet sich eine Linksherzverbreiterung mit hypoplastischem Aortenknopf ab, es sei denn, es liegt eine seltene praestenostische Dilatation des distalen Aortenbogens vor. Die Lungengefäßzeichnung ist lediglich im Falle der kardialen Dekompensation oder bei Vorhandensein eines Links-Rechts-Shunt-Vitiums vermehrt. Charakteristisches röntgenologisches Merkmal für eine Aortenisthmusstenose sind Rippenusuren, flachbogenförmige Aussparungen an den unteren Rippenrändern, die durch die stark pulsierenden, in retrograder Strömungsrichtung kollateral durchbluteten Intercostalarterien hervorgerufen werden. Herzkatheter und Angiographie veranschaulichen Hämodynamik, Morphologie und Lokalisation der Coarktationen.

Die Operationsindikation wird bestimmt vom Druckgradienten zwischen proximalem und distalem Aortensegment. Beträgt er mehr als 40 mm Hg, so ist die operative Beseitigung der Stenose angezeigt, zumal sich der Druckgradient über der Stenose unter Belastung vergrößern und das Doppelte bis Dreifache seines Ruhewertes erreichen kann.

Auch der Grad der Linksherzbelastung ist ein maßgebendes Kriterium für eine Operation. Aortenisthmusstenosen im Säuglingsalter, die kardiale Dekompensationserscheinungen mitunter infolge begleitender Shuntvitien bewirken, stellen eine akute Operationsindikation dar.

In der Regel lassen sich Aortenisthmusstenosen ohne Hilfe des extrakorporalen Kreislaufes operieren. In seltenen Fällen, bei denen der Druck distal der Stenose nach Abklemmung derselben auf einen Mitteldruck unter 40 mmHg absinkt, ist die Durchblutung der unteren Körperhälfte, insbesondere die der Nieren und des Rückenmarkes nicht mehr gewährleistet, so daß irreversible Schäden in Form des Nierenversagens oder der Querschnittslähmung gesetzt

Operative Maßnahmen

werden können. Durch Einsetzen der assistierten Linksherzzirkulation (Linksherzbypass), wobei das Blut aus dem linken Vorhof entnommen und mit Hilfe einer Rollerpumpe über eine Leistenarterie retrograd in das poststenotische Gefäßbett der unteren Körperhälfte eingeschleust wird, ist der Minderdurchblutung der subdiaphragmatischen Abschnitte des Organismus zu begegnen.

Die chirurgische Behandlung der Aortenisthmusstenose gliedert sich im wesentlichen in vier Methoden auf:

1. End-zu-End-Anastomose nach Resektion der Gefäßeinschnürung (44).
2. Interposition einer Kunststoffprothese bei langstreckigen Stenosen, eine Fortentwicklung der von *Gross* 1949 angegebenen Transplantatzwischenschaltung (68).
3. Erweiterungsplastik nach *Voßschulte*, die in einer Längsinzision des Aortenisthmus besteht und durch eine längsovaläre Kunststoffflickenplastik das Gefäß etwa auf ein normales Lumen bringt. Dabei bleibt die ursprüngliche Wand des stenotischen Gefäßes im mediastinalen und dorsalen Anteil erhalten. Der Vorteil dieser Methode liegt darin, daß bei älteren Patienten lediglich der Isthmusbereich mit einer kahnförmigen (*Satinsky-*)Klemme abgeklemmt zu werden braucht, ohne die zerreißlichen Kollateralen präparieren zu müssen (138).
4. Umgehungsplastik entweder in Form des Herunterschlagens der zumeist erweiterten linken Arteria subclavia und Anastomosierung ihres zentralen Stumpfes mit der poststenotischen Aorta (33), oder in Gestalt der Parallelimplantation einer Kunststoffprothese, die prästenotisch mit der Arteria subclavia und poststenotisch mit der Aorta anastomosiert wird. Dieses Verfahren wird vornehmlich bei älteren Patienten angewendet und hat etwa dieselbe Indikation wie die Erweiterungsplastik nach *Voßschulte*.

Operationstechnik

Der Thorax wird durch eine postero-laterale Thorakotomie eröffnet. Nach Spalten der mediastinalen Pleura erfolgt die Präparation des Aortenbogens proximal und distal der Stenose, wo die Aorta ebenfalls wie die linke Arteria subclavia mit Bändchen umschlungen wird. Danach erfolgt die Durchtrennung des Ligamentum arteriosum zwischen Umstechungsligaturen. Kollaterale Gefäße im Bereich des distalen Aortensegments werden zwischen Durchstechungsligaturen durchtrennt (Anastomosenbereich). Dabei ist besondere Vorsicht geboten, da diese dünnwandigen Gefäße leicht einreißen.

Im einzelnen geht die operative Beseitigung der Aortenisthmusstenose folgendermaßen vonstatten: Nach Mobilisation des stenotischen Bezirks und der begrenzenden Aortenabschnitte werden diese abgeklemmt und der isthmische Bezirk, einschließlich der Einmündungsstelle des Ligamentum arteriosum, reseziert. Nach Möglichkeit sollte der prä- und poststenotische Gefäßstumpf ein gleiches Lumen aufweisen. Beim Jugendlichen und Erwachsenen werden die Aortensegmente durch evertierende U-Nähte vereinigt. Beim Knoten der U-Nähte müssen die Klemmen entsprechend approximiert werden, damit die Anastomose nicht unter Spannung steht und Einrisse des Gefäßgewebes vermieden werden. Liegt dickwandiges, nicht zerreißliches Aor-

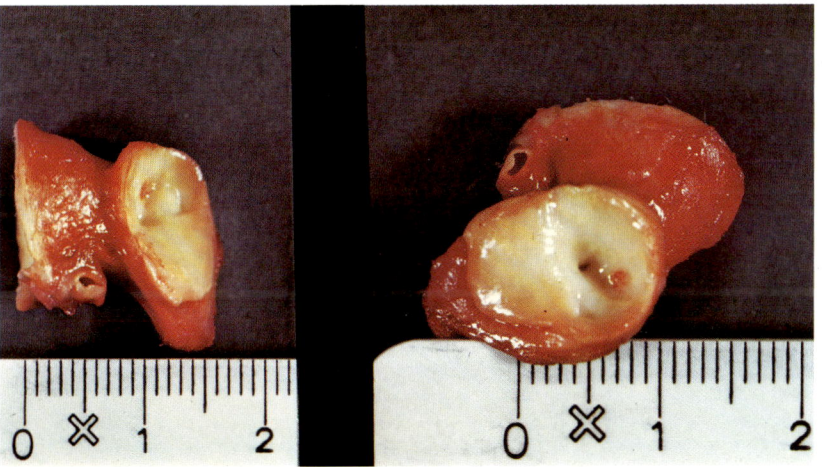

Abb. 9
Aortenisthmusstenose:
Operationspräparat.

tengewebe vor, kann bei erwachsenen Patienten die Anastomose auch mittels
fortlaufender Naht hergestellt werden. Anastomosen im Säuglings- oder
Kleinkindesalter sollten immer mit Einzelknopfnähten vorgenommen werden, damit evtl. der Anastomosenabschnitt mitwachsen kann.

Sind nach Resektion des Aortenisthmus die aortalen Gefäßstümpfe nur unter
starker Spannung zusammenzufügen, so ist die Interposition einer Kunststoffprothese erforderlich, die in der Regel mit fortlaufender Naht implantiert wird. Dabei wird die obere Anastomose zuerst genäht und dann auf
Blutdichtigkeit geprüft. Unmittelbar vor Fertigstellung der unteren Anastomose sollte die Prothese bei abgeklemmter Aorta durch Absaugen von etwai-
gen Thromben befreit werden, um periphere Embolien zu vermeiden.

Unter den postoperativen Komplikationen rangiert an erster Stelle die Blutung infolge Abrutschens einer Ligatur von einem Arterienstumpf oder infolge einer Blutung aus der Anastomose, da häufig, relativ lange Zeit nach der
Operation noch ein hoher Blutdruck besteht.

Aus diesem Grunde empfiehlt es sich vor Ende der Operation die mediastinale
Pleura dicht über der Anastomose zu vernähen, da dann eine Blutung in die
freie Pleurahöhle zunächst behindert wird.

Ferner kann während der ersten postoperativen Tage, allerdings selten, ein
Subileus oder gar das Vollbild eines paralytischen Ileus auftreten. Der Grund
für diese Symptomatik ist in der abrupten Zunahme der arteriellen Durchblutung des Splanchnicusgebietes nach Beseitigung der Isthmusstenose zu
suchen, wodurch Medianekrosen und akute Thrombosen der Mesenterialarte-
rien mit allen Folgen auf die Darmmotilität und den Darm selbst hervorgerufen werden können (134). Schließlich kommen Recurrensparesen als Ausdruck der präparationsbedingten Läsion dieses Nerves vor, vor allem, wenn
Verschwielungen im Bereich der Aorta vorliegen.

Abb. 10
Operationssitus nach
Resektion einer
Aortenisthmusstenose
und Zwischenschalten
einer
Dacron-Gefäßprothese.

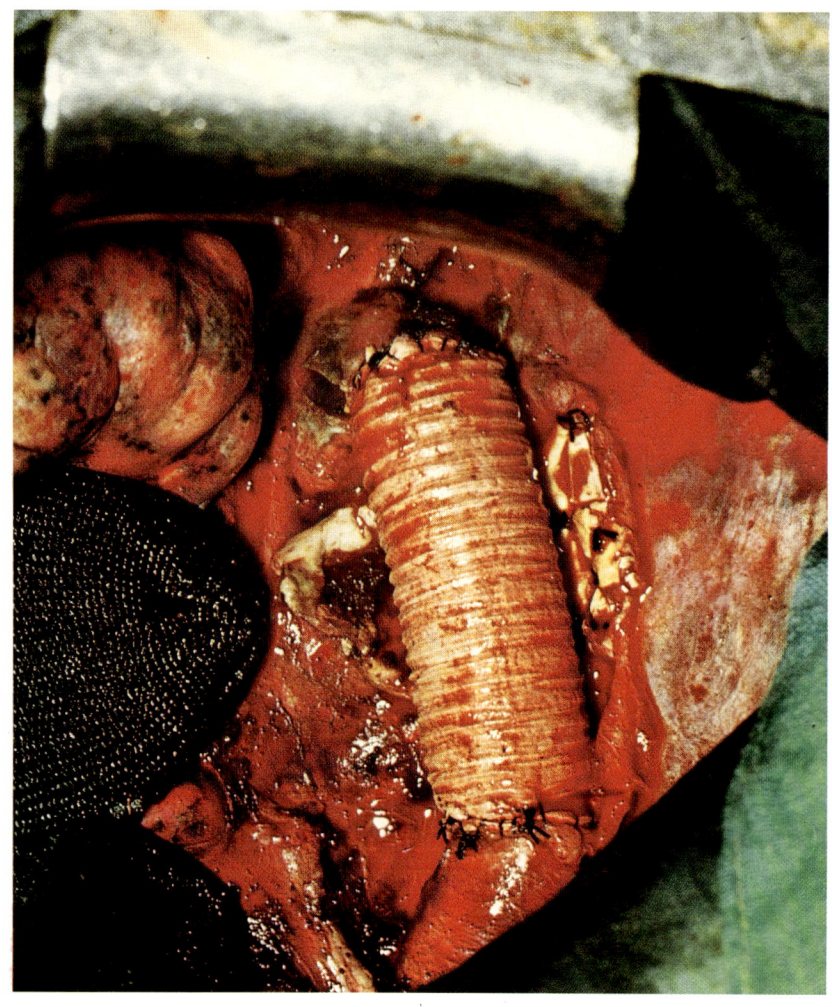

Als Spätkomplikation kann in 10 bis 30 % der Fälle eine Hypertonie bestehen bleiben (64a). Ätiologisch kommen Reststenosen, vornehmlich im Säuglings- oder späteren Erwachsenenalter in Betracht. Ferner wird für das Persistieren eines Hochdruckes nach der Resektion auch die sog. paradoxe Hypertonie verantwortlich gemacht, die Ausdruck der Unfähigkeit der Baro-Rezeptoren im Carotissinusbereich sein soll, sich auf die neue hämodynamische Situation einzustellen (9).

Ergebnisse

Das Operationsrisiko liegt zwischen 3 bis 8 %, wobei ein gutes Viertel zu Lasten der Operation im Säuglingsalter geht. Die Frühletalität nach Operationen erwachsener Patienten jenseits des 30. Lebensjahres beträgt um 10 %. Das günstigste Operationsalter liegt zwischen dem 6. und 15. Lebensjahr (3, 9, 119). Hier dürfte die Operationsletalität um oder unter 1 % liegen.

50

6.2 Angeborene Klappenfehler und andere Mißbildungen des rechts- und linksventrikulären Ausflußtraktes

6.2.1 Pulmonalstenose

Vorbemerkungen

Angeborene Einengungen des rechten Ausflußtraktes spielen sich in anatomisch *3 Ebenen* ab, valvulär, infundibular oder supravalvulär. Sie können isoliert oder kombiniert auftreten.

1. *Die isolierte valvuläre* Pulmonalstenose ist die häufigste Variation kongenitaler Obstruktionen im Bereich des rechten Ausflußtraktes. Sie macht 5 bis 10 % aller kongenitalen Vitien aus (74). Pathologisch-anatomisch liegt in der Regel eine tricuspidale Klappe zugrunde, deren Kommissuren mehr oder weniger verbacken sind und ein stenotisches Restostium belassen. In extremen Fällen sind die Kommissuren nur noch angedeutet vorhanden, die Klappe bildet gewissermaßen ein domartig geformtes, relativ starres Diaphragma mit einer kleinen, nur wenige Millimeter durchmessenden zentralen Öffnung. Die ausgeprägte Stenose ist meist mit einem verhältnismäßig kleinen Klappenring vergesellschaftet.

Falls das fibröse Diaphragma in Pulmonalklappenebene nicht mehr durchgängig und der Stamm der Pulmonalarterie hypoplastisch oder gar verschlossen ist, so spricht man von einer Pulmonalatresie, wobei die peripheren Pulmonalarterienäste durchaus ein ausreichendes Lumen besitzen können. In diesen Fällen erfolgt die Lungendurchblutung gewöhnlich über einen offenen Ductus arteriosus *Botalli* oder über Kollateralen der Bronchialarterien.

2. Die subvalvulär gelegene Form der Obstruktionen des rechten Ausflußtraktes wird als *infundibuläre Pulmonalstenose* bezeichnet. Sie tritt selten isoliert auf. Gelegentlich ist die Einengung des rechten Ausflußtraktes eine die idiopathische-hypertrophische Subaortenstenose begleitende Veränderung gleicher Ätiologie (*Bernheim*-Syndrom).

3. *Supravalvuläre Pulmonalstenosen* – etwa entsprechend dem Bilde der supravalvulären Aortenstenosen – kommen ausgesprochen selten vor. Allerdings wird das Syndrom der supravalvulären Aortenstenose des öfteren begleitet von peripheren Pulmonalarterienstenosen (s. Kapitel Anomalien [Läsionen] des linksventrikulären Ausflußtraktes: *Koncz* [83], *Brunner* [30]).

Pathohämodynamik

Die Pulmonalstenosen sind – ähnlich den Obstruktionen im linken Ausflußtrakt – gekennzeichnet durch die Ausflußbehinderung aus dem rechten Ventrikel in das Lungenstrombett. Der Druckgradient zwischen rechtem Ventrikel und Pulmonalarterie ist in der jeweiligen Stenosenebene zu finden. Bei einer Kombination der Obstruktion – wie im Falle der valvulären und infun-

51

Abb. 11
Obstruktionen im
Bereich des
rechtsventrikulären
Ausflußtraktes
(Pulmonalstenose);
a) valvulär;
b) infundibulär.

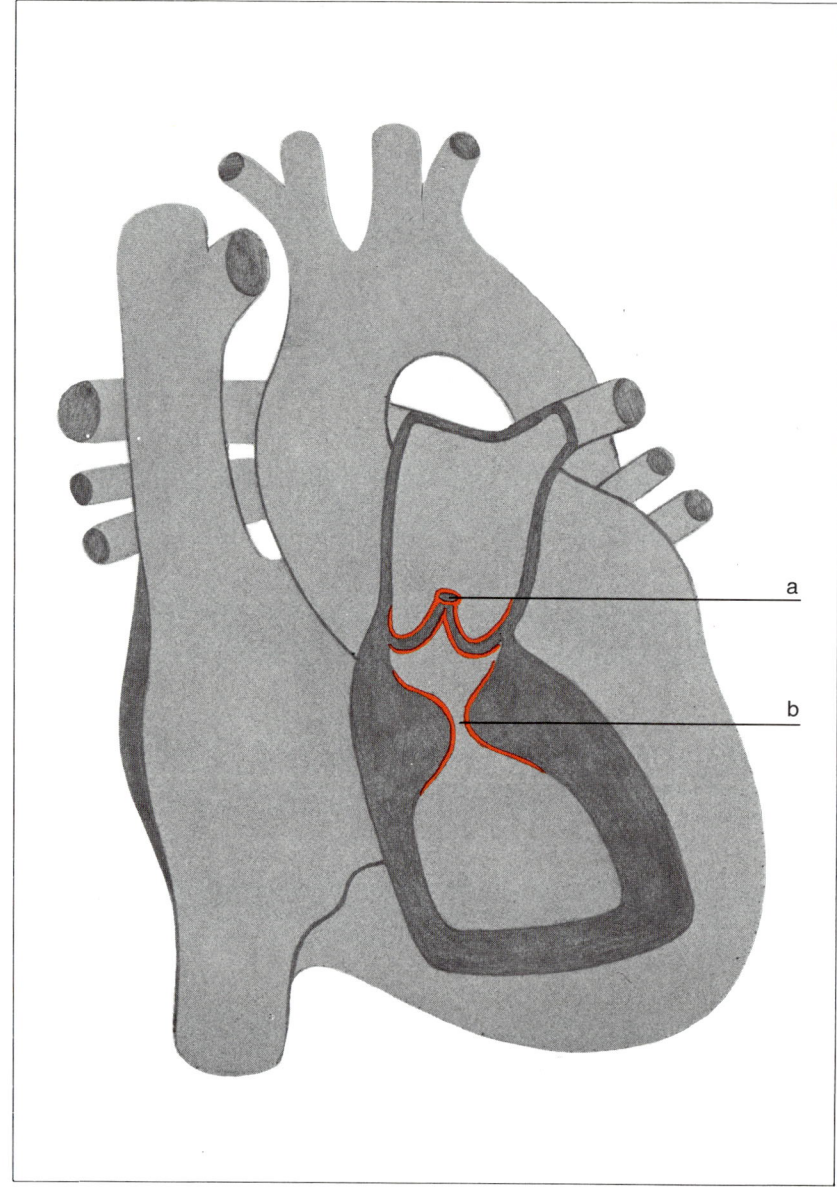

dibulären Stenose – fällt der Druck in Richtung zur Lungenstrombahn entsprechend stufenweise ab. Eine Widerstandsbelastung des rechten Ventrikels mit Myokardhypertrophie und eine Verminderung der Lungendurchblutung sind die Folgen dieser Herzgefäßmißbildungen – Veränderungen, die sich in Abhängigkeit von der unterschiedlichen Ausprägung der Stenosierung entsprechend entwickeln. In extremen Fällen können im rechten Ventrikel Drucke bis 250 mmHg registriert werden. In fortgeschrittenen Fällen wird das klinische Bild von den Zeichen des Rechtsherzversagens bestimmt.

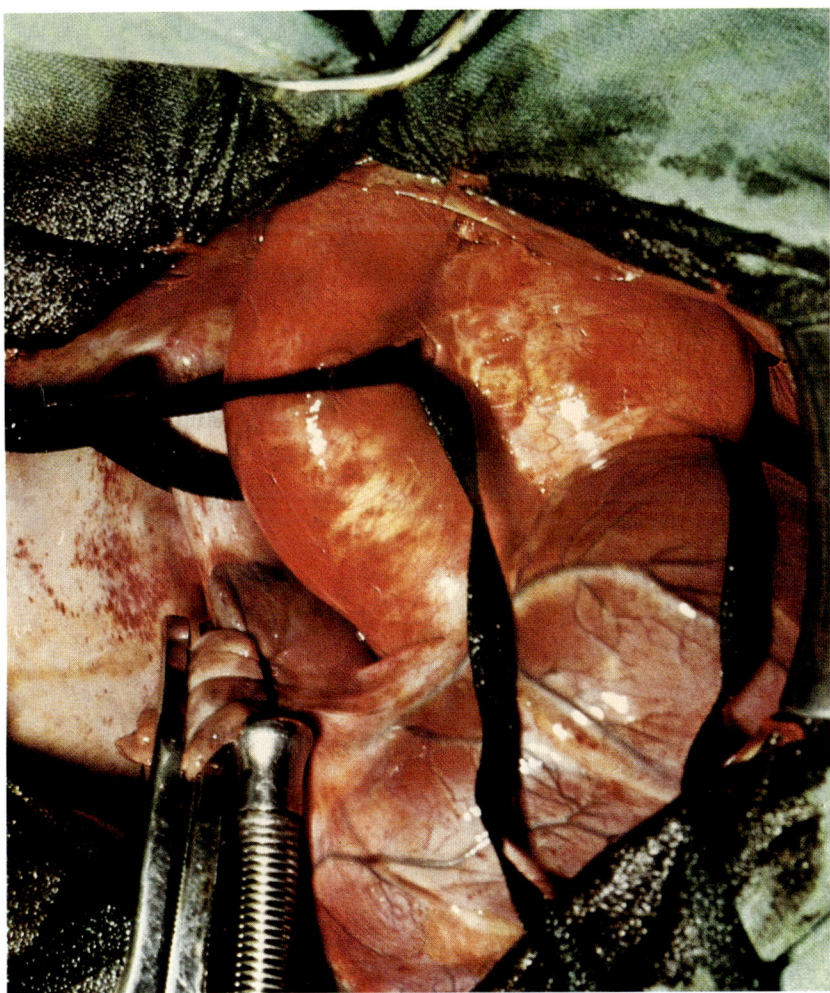

Abb. 12
Valvuläre
Pulmonalstenose mit
poststenotischer
Erweiterung der Arteria
pulmonalis.

Die isolierte valvuläre Pulmonalstenose bewirkt infolge der sich bildenden Wirbel regelmäßig eine Überdehnung der Wand des Stammes der Lungenschlagader, führt also zu einer sogenannten *poststenotischen Dilatation*, ein Phänomen, das die *isolierte infundibuläre* Pulmonalstenose nicht begleitet.

Die Beschwerden sind abhängig von der Ausprägung der Pulmonalstenose, deren klinische Schweregrade *Levine* definierte (85).

Klinisches Bild

Systolische Drucke im rechten Ventrikel unter 80 mmHg verursachen kaum eine Einschränkung der körperlichen Leistungsfähigkeit. Überschreitet der systolische Druck im rechten Ventrikel jedoch eine kritische Grenze, die zwischen 100 und 120 mmHg liegen dürfte, dann treten subjektive Beschwerden, vornehmlich in Form von Leistungsdyspnoe auf. Druckwerte um 200 mmHg und darüber gehen schon im Säuglingsalter mit Zeichen einer schweren Rechtsherzdekompensation und hypoxämischer Anfälle einher. Zu einer Zyanose kommt es in Abhängigkeit vom Schweregrad der Obstruktion des rechten Ausflußtraktes, wenn ein offenes Foramen ovale, oder ein Vorhofseptumdefekt vorliegt, so daß die Möglichkeit für einen Rechts-Links-Shunt auf Vorhofebene gegeben ist.

Auskultatorisch ist ein (mehr oder weniger) lautes und scharfes systolisches Austreibungsgeräusch im 2. ICR links parasternal wahrzunehmen. Der 2. Pulmonalton ist abgeschwächt oder fehlt. Im Jugulum ist bei der mittel- und hochgradigen valvulären Pulmonalstenose ein systolisches Schwirren zu tasten.

In Abhängigkeit vom Obstruktionsgrad weist das *EKG* charakteristische Veränderungen im Sinne der Rechtsherzbelastung auf: Rechtsherzhypertrophiezeichen, pathologischer Rechtstyp bzw. Störung der Erregungsrückbildung in den rechtspräkordialen Ableitungen, Rechtsschenkelblockbilder und überhöhte P-Zacken als Folge einer Überdehnung des rechten Vorhofes.

Im *Röntgenbild* des Thorax stellt sich gewöhnlich ein relativ kleines plumpes Herz dar. Die Lungengefäßzeichnung ist eher spärlich. Bei der isolierten valvulären Pulmonalstenose ist regelmäßig eine Vorwölbung des Pulmonalsegmentes als Abbild der poststenotischen Dilatation des Pulmonalarterienstammes zu erkennen.

Liegt eine hochgradige Pulmonalstenose mit Rechtsherzdekompensation vor, zeichnet sich röntgenologisch eine zunehmende Verbreiterung der Herzsilhouette ab.

Die *Herzkatheteruntersuchung* registriert den Druckgradienten zwischen rechtem Ventrikel und Pulmonalarterie (den die Stenose hervorruft) und sagt somit etwas über ihren Schweregrad und bedingt über ihre Lokalisation aus.

Das *Angiokardiogramm* demonstriert die Lokalisation der Stenose. Für die isolierte *valvuläre* Stenose ist die Domstellung der Klappe in Zusammenhang mit der poststenotischen Dilatation charakteristisch. Darüber hinaus sollte sich das Infundibulum in der Diastole öffnen, auch wenn es reaktiv hypertrophisch ist.

Die selten vorkommende, reine (isolierte) *infundibuläre* Pulmonalstenose zeigt auch in der Diastole einen engen rechten Ausflußtrakt und bewirkt keine poststenotische Dilatation.

Eine *infundibuläre Kammer* – gewissermaßen eine Variation der Infundibulumstenose – ist angiographisch gut zu erkennen. Das gleiche gilt für die seltenen *supravalvulären* bzw. *peripheren* Pulmonalarterienstenosen.

Operationsindikation

Neben dem systolischen Druck im rechten Ventrikel bestimmt das Beschwerdebild die Operationsindikation.

54

Ein systolischer Druck von über 100 mmHg sollte grundsätzlich auch schon im frühen Kindesalter Anlaß zur Operation geben, auch wenn die Beschwerden noch diskret sind, da sich im Laufe der Zeit eine Rechtsherzinsuffizienz entwickelt.

Kardial dekompensierte Säuglinge, Kleinkinder und Kinder mit Dyspnoe oder gar mit hypoxämischen Anfällen und Zyanose und Drucken im rechten Ventrikel, die möglicherweise 180 bis 200 mmHg überschreiten können, zwingen zum sofortigen chirurgischen Eingreifen.

Im Gegensatz zu allen anderen kongenitalen Herzmißbildungen ist zur Kommissurotomie (Korrektur) der *isolierten valvulären* Pulmonalstenose die extrakorporale Zirkulation nicht unbedingt notwendig. Hingegen erfordert die Resektion der *infundibulären* Form der Obstruktion im rechten Ausflußtrakt in jedem Fall den Einsatz der HLM. Hinsichtlich der Korrektur der valvulären Pulmonalstenose unterscheidet man Verfahren am *geschlossenen* und *offenen* Herzen.

Für die Beseitigung der Pulmonalstenose am *geschlossenen* Herzen kommt die Operationsmethode nach *Brock* in Frage (25, 26). Dabei wird durch eine Stichinzision im Bereich des Ausflußtraktes des rechten Ventrikels ein Dilatator in die Pulmonalklappenregion vorgeschoben und die Klappe gesprengt.

Vornehmlich hochgradige, überwiegend valvuläre Pulmonalstenosen (und „*Fallot*sche Triologien") (siehe Seite 119) bei Säuglingen und Kleinkindern, die an akuten kardialen Dekompensationserscheinungen und Hypoxämien leiden, sind das dankbarste Anwendungsgebiet der modifizierten *Brock*schen Sprengung, deren Erfolg unmittelbar nach dem Eingriff durch gleichzeitige Druckmessung im rechten Ventrikel und der Pulmonalarterie und einen Anstieg der Sauerstoffsättigung registriert werden kann.

Das *offene* operative Vorgehen kann ohne HLM in normothermer Einflußsperre (Inflow Occlusion) geschehen – eine Maßnahme, deren Dauer 2 Minuten nicht überschreiten sollte. Ein offenes Foramen ovale bzw. ein ASD muß bei dieser Prozedur durch Austastung des rechten Vorhofes vor dem eigentlichen Eingriff am Herzen ausgeschlossen werden, um eine Luftembolie zu vermeiden.

Selbstredend ist diese Operationsmethode auch in Oberflächenhypothermie anwendbar, wodurch der Eingriff an der Klappe auf insgesamt 6 bis 8 Minuten ausgedehnt werden kann.

Vor Beginn der Einflußsperre werden am Pulmonalarterienstamm unmittelbar oberhalb (distal) der Klappenebene 2 Haltefäden in einem Abstand von 1 bis 3 cm gelegt und das Gefäß in diesem Bereich partiell mit einer *Satinsky*-Klemme abgeklemmt und längs inzidiert. Erst dann erfolgt die Drosselung der Hohlvenen. Das rechte Herz entleert sein Restblut teilweise durch die freigegebene Längsinzision. Durch Retraktion der Wand der Pulmonalarterie an der Herz- bzw. Klappenbasis und Einlegen eines Saugers in die periphere Pulmonalarterieninzision, stellt sich die Klappe dar. Nach Beendigung der Kommissurotomie wird die Lunge gebläht, damit sich die Pulmonalarterie mit Blut füllen kann. Anschließend wird die Inzision durch eine Klemme verschlossen.

Diese Operationsmethode der valvulären Pulmonalstenose – bewährt sich bei Säuglingen, Kindern und Erwachsenen.

Mehr Sicherheit bietet die offene Kommissurotomie mit *Hilfe der HLM*, weil nicht unter Zeitzwang gearbeitet werden muß. Als Zufallsbefunde aufgedeckte Begleitvitien können in gleicher Sitzung angegangen werden. – Deswegen ist heute zur Beseitigung der valvulären Pulmonalstenose in den meisten Herzzentren die extrakorporale Zirkulation die Methode der Wahl. Bei Säuglingen mit hochgradigen Pulmonalstenosen und akuter kardialer Symptomatik wird die *Oberflächenhypothermie* mit *zeitlich begrenzter extrakorporaler Zirkulation* angewandt.

Im einzelnen spielt sich die offene Kommissurotomie – gleichgültig ob sie mit Hilfe der HLM oder in Einflußsperre vollzogen wird – in gleicher Weise ab. Der Zugang zum Herzen wird bei beiden Verfahren durch eine Längssternotomie gewonnen.

Die selten isoliert vorkommende *infundibuläre* Pulmonalstenose verlangt regelmäßig den transventrikulären Zugang, der in Abhängigkeit vom pathologisch-anatomischen Befund quer oder schräg im unteren Infundibulum liegt oder dasselbe längs eröffnet. Die *quere Ventrikulotomie* gestattet die Resektion des hypertrophierten septalen und muralen Muskelgewebes bis zur Crista supraventricularis. Nach dieser Maßnahme tritt als Ausdruck der ausreichenden Erweiterung des rechten Ausflußtraktes die Pulmonalklappe vom Ventrikel her in Erscheinung. Die Querinzision des rechten Ventrikels wird mit doppelt überwendlicher Naht verschlossen.

Falls Zweifel bestehen, ob durch die quere Ventrikulotomie das Infundibulum genügend aufzuweiten ist, bietet sich die *Längsinzision* des rechten Ausflußtraktes an, notfalls durch eine Flickenplastik erweitert werden kann, um einen ausreichenden Druckabfall im rechten Ventrikel zu erzielen. Unter Umständen besteht die Möglichkeit, die Längsinzision in den Pulmonalarterienstamm vorzutragen, wenn dieser hypoplastisch angelegt ist und dem ungehinderten Blutstrom aus dem rechten Ventrikel in die Lungenstrombahn im Wege steht.

Begleitende Vorhofseptumdefekte sollten unter Entlüftung des linken Herzens verschlossen werden bevor die Pulmonalstenose beseitigt wird. Dadurch läßt sich die Gefahr einer Luftembolie verringern.

Ergebnisse

Die Ergebnisse werden von der Reduktion des Druckgradienten zwischen rechtem Ventrikel und Pulmonalarterie geprägt.

56

Die Kommissurotomie der isolierten valvulären Pulmonalstenose – gleichgültig ob mit Hilfe der extrakorporalen Zirkulation oder in Einflußsperre vorgenommen – zeigt die besten hämodynamischen Resultate, die sich konsequenterweise auch in einer niedrigen Letalität, die zwischen 2 und 5 % liegt, ausdrückt (21).

Voraussetzung für gute Resultate in Einflußsperre ist, daß pathologisch-anatomisch keine zu sehr deformierten Klappen vorliegen (94).

Die offene Infundibulektomie bei der selten isoliert vorkommenden *infundibulären* Pulmonalstenose erbringt ähnlich gute Operations- und Spätergebnisse wie die offene Kommissurotomie der valvulären Stenose, obgleich ein chirurgisch wesentlich komplizierteres Vorgehen zugrunde liegt. Die Gesamtletalität liegt etwa bei 3 bis 6 %.

Häufig nach offener und geschlossener Kommissurotomie, resultiert eine *Pulmonalklappeninsuffizienz*, die zwar auskultatorisch deutlich in Form eines Diastolikums erkennbar ist, hämodynamisch aber in den meisten Fällen keinen Krankheitswert besitzt.

Postoperative Katheteruntersuchungen haben ergeben, daß *Reststenosen* infolge eines verbleibenden Druckgradienten über der Klappenebene in 20 bis 30 % nach Kommissurotomie der Pulmonalklappe nachweisbar sind; es resultiert ein systolisches Geräusch an typischer Stelle.

Die *Kombination* von *valvulärer Pulmonalstenose* und *reaktiver Infundibulumstenose* birgt hinsichtlich des postoperativen Druckabfalles im rechten Ventrikel eine gewisse Problematik, wenn lediglich die stenotische Klappe kommissurotomiert wurde und die muskuläre Infundibulumstenose verblieben ist. Meistens bildet sich der Restgradient im Verlaufe eines Jahres zurück, weil die reaktive Muskelhypertrophie nach Eröffnung der Pulmonalklappe schwindet. Nötigenfalls muß jedoch nachoperiert werden.

Säuglinge mit dieser kombinierten Obstruktion des rechten Ausflußtraktes, bei denen zunächst akut in Einflußsperre lediglich eine Kommissurotomie der stenotischen Klappe vorgenommen wurde, müssen mitunter in extrakorporaler Zirkulation in gleicher Sitzung in Form der Infundibulektomie nachoperiert werden. Das Risiko dieses erweiterten Eingriffs ist hoch.

Die Pulmonalatresie mit intaktem Ventrikelseptum ist – funktionell gesehen – eine seltene Variante der Pulmonalstenose. Entweder ist die Pulmonalklappe atretisch und stellt ein fibrös verbackenes Diaphragma bei lumenhaltigem Pulmonalarterienstamm dar, oder der Pulmonalarterienstamm ist in seiner ganzen Länge (fibrös) strangartig verändert (137a). Der rechte Ventrikel ist in der Regel hypoplastisch. Darüber hinaus liegt zumeist ein Vorhofseptumdefekt vor, der entscheidend im Sinne eines Ausgleichventils von rechts nach links zur Überlebensfähigkeit schon unmittelbar nach der Geburt beiträgt. Die von dieser Mißbildung betroffenen kleinen Patienten sind auf längere

Pulmonalatresie

Abb. 13
Pulmonalisstammatresie,
Zustand nach
Implantation einer
klappenlosen Prothese
zwischen rechtem
Ventrikel und
Bifurkation.

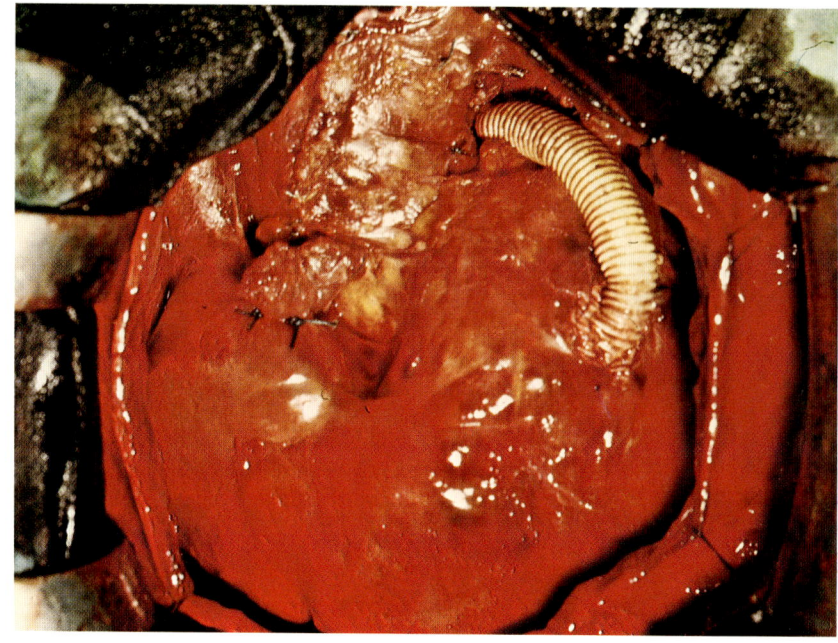

Sicht lediglich lebensfähig, wenn die Lungendurchblutung über einen offenen Ductus arteriosus *Botalli*, über erweiterte Bronchialarterien, über atypische aortopulmonale Kollateralen oder über Anastomosen zwischen Koronargefäßen und der Lungenstrombahn zustande kommt (5). Die akute Symptomatik, die bereits im Säuglingsalter mit schwerer Rechtsherzinsuffizienz und Zyanose einhergeht, verlangt eine kurzfristige chirurgische Intervention. Als palliative Maßnahme kommt eine aortopulmonale Gefäßverbindung in Form der *Blalock–Taussig-*, der *Waterston–Cooley-* oder in anatomisch besonders gelagerten Fällen der *Pott*schen Anastomose bzw. einer Variation derselben mit prothetischer Überbrückung zwischen Aorta und Pulmonalarterie in Betracht.

Falls die kleinen Patienten aufgrund der spontan vorhandenen aortopulmonalen Gefäßverbindungen oder künstlich geschaffenen Anastomosen gleicher Art am Leben bleiben, sollte später als korrektive Maßnahme die prothetische Überbrückung der atretischen Pulmonalklappe bzw. des atretischen Pulmonalarterienstammes in Erwägung gezogen werden (siehe Seite 104).

6.2.2 Aorten-Stenosen (valvulär – subvalvulär)

Angeborene Fehlbildungen, die den Ausflußtrakt des linken Ventrikels einengen und dessen Auswurfleistung behindern, sind vielgestaltig. Grob unterscheidet man in Abhängigkeit von der Klappenebene je nach der Lokalisation drei Formen, die unter dem Begriff der Aortenstenosen zusammengefaßt werden: *Die valvuläre, die subvalvuläre und die supravalvuläre Stenose.* Hinzu kommt die idiopathische hypertrophische Subaortenstenose (IHSS).

Da die valvuläre und subvalvuläre membranöse Aortenstenose ähnliche pathohämodynamische Veränderungen hervorrufen, können sie gemeinsam abgehandelt werden. Die supravalvuläre und die idiopathische hypertrophische Subaortenstenose bedürfen einer eigenen Darstellung.

Die kongenitale *valvuläre* Aortenstenose betrifft etwa 4 bis 6 % aller angeborenen Herzfehler, die *subvalvuläre* Aortenstenose kommt in etwa 1 % vor. Die häufigste anatomische Form der *valvulären* Aortenstenose ist die dreizipflig angelegte, in den Kommissuren fusionierte Klappe. Ein Segel, gewöhnlich das rechte, ist dabei rudimentär. Es bildet entweder mit der linken, oder selten mit der akoronaren Taschenklappe eine funktionelle Einheit, so daß eine bikuspide Klappe resultiert. Diese beiden Klappentaschen sind wiederum mehr oder weniger verwachsen. Dabei ist jedoch die Kommissur zwischen linker und akoronarer Taschenklappe fast immer frei. In der Regel besteht eine mehr oder weniger stark ausgeprägte Fibrosierung, zumindest der freien Taschenränder, oft genug aber auch des ganzen Segelmaterials. Relativ selten ist eine primär bikuspide angelegte Klappe. Hier sind eine vordere und eine hintere Tasche zu unterscheiden.

Die *subvalvuläre*, ringförmige Endokardleiste kann sehr breit angelegt sein, so daß eine fibröse zylindrische oder kragenförmige Subaortenstenose entsteht, die gelegentlich mit einem engen Klappenring verbunden ist. Diese Mißbildung geht vergleichsweise häufig mit anderen angeborenen Läsionen des Herzens einher. Während die kongenitale *valvuläre* Aortenstenose in der Regel eine poststenotische Dilatation der Aorta ascendens bewirkt, ist diese bei der fibrösen Subaortenstenose selten zu finden (12).

Die Einengung der Ausflußbahn des linken Ventrikels im Bereich der Klappenebene bzw. dicht unterhalb der Klappe erzeugt einen systolischen Druckunterschied zwischen dem linken Ventrikel und der Aorta und führt zu einer Linkshypertrophie. Ein hämodynamisch nennenswert wirksamer Druckgradient findet sich erst bei einer Einengung des valvulären bzw. subvalvulären Lumens um ein Drittel bis um die Hälfte. (Trotz hoher systolischer Druckgradienten, die zwischen 150 und 200 mmHg liegen können, wird ein normales Schlagvolumen zunächst durch das Vermögen des linken Ventrikels gewährleistet, seinen Druck durch Muskelhypertrophie erheblich steigern zu können.) (91)

Abb. 14
Obstruktionen im
Bereich des
linksventrikulären
Ausflußtraktes
(Aortenstenosen);
a) valvulär;
b) subvalvulär;
c) supravalvulär;
d) IHSS.

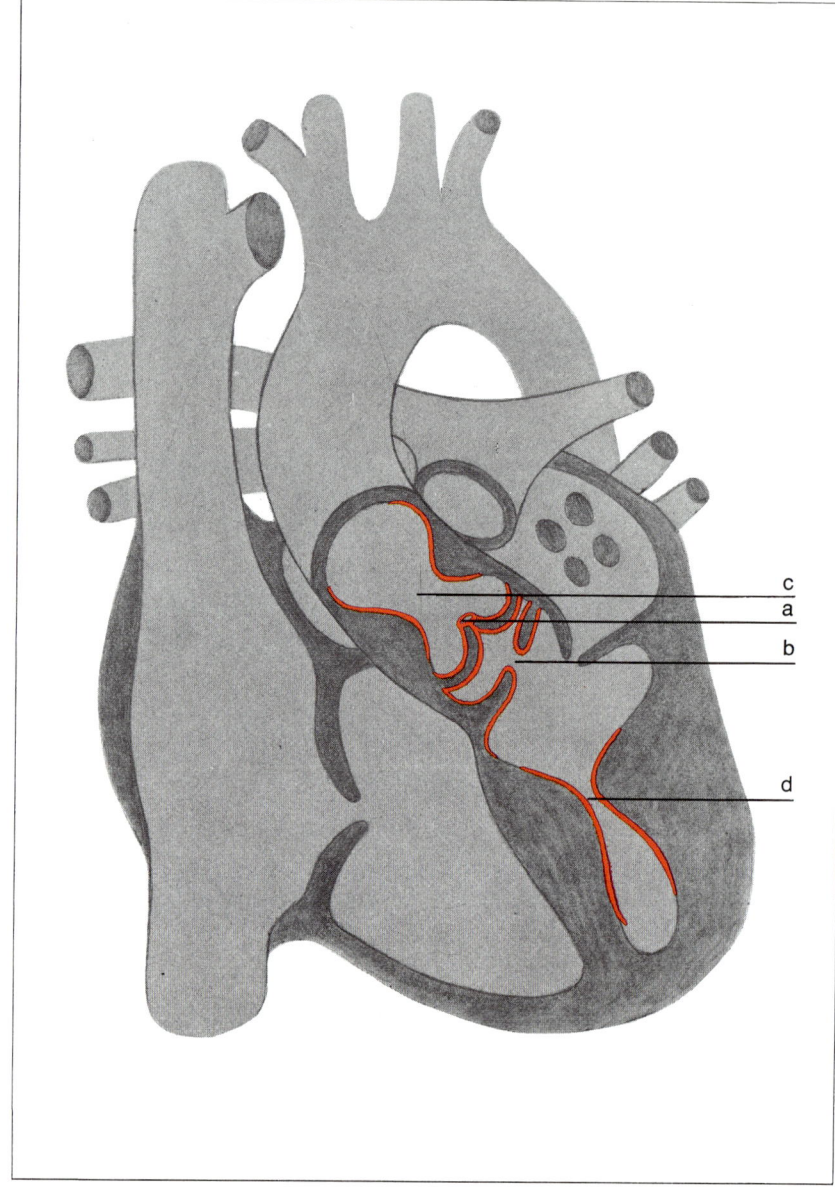

c
a
b

d

Klinisches Bild

Das klinische Bild der kongenitalen *subvalvulären* Aortenstenose stimmt mit dem hämodynamischen Befund häufig nicht überein. Nur ein verschwindender Prozentsatz der Säuglinge und Kinder zeigen Symptome der kardialen Dekompensation. Bis ins fortgeschrittene Jugendalter geben die Patienten verhältnismäßig geringe Beschwerden an. Die körperliche Leistungsfähigkeit kann über viele Jahre uneingeschränkt erhalten bleiben. Pektanginöse Beschwerden als Folge des herabgesetzten diastolischen Druckes hinter der Stenose und der daraus resultierenden verminderten Koronardurchblutung deuten auf eine schwere Stenose hin, desgleichen Synkopen, die zu einem plötzlichen Herztod führen können. Auskultatorisch findet sich ein systolisches Geräusch im 1. bis 2. Interkostalraum rechts parasternal, das auch noch über den Carotiden wahrnehmbar ist. Während bei der valvulären Stenose der 2. Aortenton fehlt, da die verbackenen Taschen einen geräuschgebenden Klappenschluß unmöglich machen, bleibt bei der subvalvulären Form der 2. Aortenton erhalten, da der Klappenschluß nicht beeinträchtigt ist. Entsprechende Veränderungen finden sich im Phonokardiogramm.

Das Elektrokardiogramm weist je nach Schweregrad der Stenose Zeichen der Linkshypertrophie bzw. der Linksschädigung im Sinne eines pathologischen Linkstypes an. Röntgenologisch zeigt sich zunächst eine normale Herzsilhouette während bei der valvulären Stenose eine poststenotische Erweiterung sichtbar werden kann. Beim späteren Verlauf fällt eine Linksverbreiterung des Herzens auf. Die Herzkatheteruntersuchung dient der Feststellung des Druckgradienten zwischen linkem Ventrikel und Aorta. Bei leichten Stenoseformen liegt er um 40 mmHg, bei schweren kann er bis auf 150 bis 200 mmHg ansteigen.

Im Angiogramm erkennt man eine typische Domstellung der an den Kommissuren verschmolzenen Klappe, die dabei starr und unbeweglich erscheint. Bei der fibrös membranösen Subaortenstenose zeichnet sich angiographisch eine ringförmige, diaphragmatische Einschnürung unterhalb der Klappe im Bereich des Conus arteriosus ab.

Die Operationsindikation ist im allgemeinen gegeben, wenn der Gradient über dem Ausflußbahnhindernis des linken Ventrikels 40 bis 60 mmHg und mehr beträgt und wenn entsprechende klinische, elektrokardiographische und röntgenologische Befunde vorhanden sind. Säuglinge und Kleinkinder mit diagnostisch gesicherter Aortenstenose, die sich im Stadium der kardialen Dekompensation befinden, müssen sofort entweder mit Hilfe der Oberflächenhypothermie oder des extrakorporalen Kreislaufs operiert werden. Das gleiche betrifft Kinder, bei denen Synkopen und Linkshypertrophiezeichen sowie Störungen der Erregungsrückbildung im EKG, bestehen. *Operationsindikation*

Nach Eröffnung der Aorta ascendens etwa 1–2 cm oberhalb der Aortenwurzel durch Schräginzision wird die Kommissur inzidiert, die etwa 2 gleich große Klappentaschen entstehen läßt. In vielen Fällen wird das die Kommissur zwischen rudimentärer rechter und akoronarer Klappentasche sein. Ein ideales Ergebnis ist selten zu erzielen. Ganz allgemein gilt als Regel, lieber eine gewisse Reststenose in Kauf zu nehmen, als durch eine zu großzügige Kommissurotomie eine Aorteninsuffizienz zu erzeugen (55, 83). Die Korrektur der isolierten *membranösen subvalvulären* Aortenstenose bereitet im Vergleich zur *valvulären* Stenose weniger Schwierigkeiten. Die Resektion des etwa 1–2 cm unterhalb der Klappenebene gelegenen zirkulären Ringes läßt sich in der Regel mit dem Skalpell gut durchführen. Dabei ist auf die nach hinten liegende Mitralklappe zu achten. Einen unterhalb der fibrösen Leiste liegenden Gewebewulst kann man keilförmig exzidieren (76). *Operationstechnik*

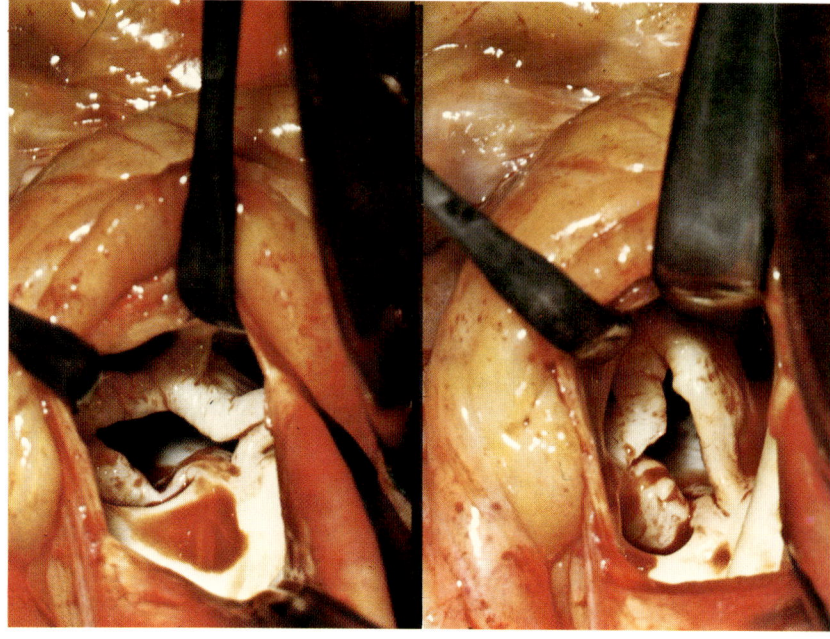

Ergebnisse

Die Ergebnisse nach Korrekturen von Aortenstenosen sind durchaus zufriedenstellend. Die Letalität beträgt zwischen 2 und 5 %. In vielen Fällen wird 10–30 Jahre nach der Erstoperation ein künstlicher Klappenersatz erforderlich werden (30).

Supravalvuläre
Aortenstenose

Vorbemerkungen

Diese Mißbildung tritt im Bereich der Aorta ascendens bzw. des Aortenbogens – auch unter Einbeziehung der supraaortalen Äste – auf. Man unterscheidet die sanduhrförmige Stenose, die membranöse und die diffuse hypoplastische Form, wobei allerdings fließende Übergänge zu finden sind.

Am häufigsten kommt die sanduhrförmige Stenose in Gestalt einer sattelförmigen Einbuchtung der rechten Seiten- und Hinterwand der Aorta ascendens vor. Diese sanduhrförmige Einengung giebelt zum Gefäßlumen hin in einer halbspiraligen fibrösen Ringleiste, die das Gefäß mehr einengt als von außen erkennbar ist.

Bei der membranösen Form der Stenose befindet sich direkt oberhalb der Kommissuren ein ringartiges, das Gefäßlumen einengendes Diaphragma.

Die diffuse hypoplastische Form der *supravalvulären* Aortenstenose erstreckt sich auf die ganze Aorta ascendens, bezieht nicht selten den Abgang des Truncus brachiocephalicus ein und kann sich über den gesamten Aortenbogen ausdehnen. Eine Mediahypertrophie liegt bei allen drei Formen zugrunde. Diese Veränderungen sind mitunter auch an der Pulmonalarterie in Form peripherer Pulmonalstenosen zu finden (11).

Neben dem für alle Aortenstenosen charakteristischen Druckgradienten zwischen linkem Ventrikel und Aorta weisen die supravalvulären Aortenstenosen eine Besonderheit hinsichtlich der Durchblutung der Koronararterie auf: Die Herzkranzgefäße entspringen unterhalb bzw. proximal der Stenose und sind deswegen einem erhöhten systolischen Perfusionsdruck ausgesetzt. Sie sind in der Regel erweitert und geschlängelt und neigen infolge der erhöhten Wandspannung zu einer vorzeitigen Mediahypertrophie und Intimafibrose.

Die auffälligste Form dieses Krankheitsbildes weist Zusammenhänge mit der idiopathischen Hyperkalzämie auf. Die Patienten sind geistig retardiert und zeigen Gebißanomalien, nicht selten einen Strabismus und haben einen typischen, debil wirkenden Gesichtsausdruck. Diese Form der Erkrankung tritt nicht familiär auf. *Klinisches Bild*

Die *familiär gebundenen supravalvulären* Aortenstenosen finden ihren Ausdruck lediglich in den bereits beschriebenen Gefäßveränderungen und werden nicht von psychischen und physischen Veränderungen sowie Stoffwechselabweichungen begleitet.

Eine dritte isoliert auftretende Form der supravalvulären Aortenstenosen zeigt weder eine familiäre Häufung noch irgendeine Begleitsymptomatik.

Die *Diagnose* wird durch den für eine Aortenstenose typischen Geräuschbefund und nicht selten durch die auffällige Fazies und geistige Retardierung gestellt. Ausschlaggebend ist das Angiokardiogramm, worin Form und Lokalisation der supravalvulären Aortenstenose deutlich zur Darstellung kommen. Begleitende periphere Pulmonalstenosen vervollständigen evtl. das diagnostische Bild.

Als *Indikation* zu operativem Vorgehen gilt wie bei allen Formen der Aortenstenosen ein Gradient zwischen linkem Ventrikel und Aorta, der 40 bis 60 mmHg überschreitet.

Bei der sanduhrförmigen Stenose wird die Aorta ascendens im Bereich der tiefsten Eindellung annähernd axial bzw. längs in Richtung auf die neutrale Tasche inzidiert. Dabei wird die von außen gut zu palpierende Ringleiste durchtrennt und der Schnitt auch kranialwärts vorgetragen. Bei der Durchtrennung der Ringleiste ist darauf zu achten, daß adhärente Aortentaschen nicht verletzt werden. Die Klappentaschen der Aorta sind bei dieser Mißbildung häufig ungleichförmig. Die linke Tasche ist nicht selten hypoplastisch. Der Abgang des linken Koronarostiums ist in der Regel nach kranialwärts verschoben und liegt unmittelbar unterhalb der Ringleiste, die zumindest dann partiell reseziert werden muß, wenn sie einer instrumentellen Koronarperfusion im Wege steht. In die angedeutet schräg verlaufende Längsinzision der rechten und vorderen Aorta ascendens wird dann zur Erweiterung des Gefäßlumens ein längsovalärer Kunststofflicken eingesetzt (111). *Operative Maßnahmen*

Abb. 16
Supravalvuläre
Aortenstenose.

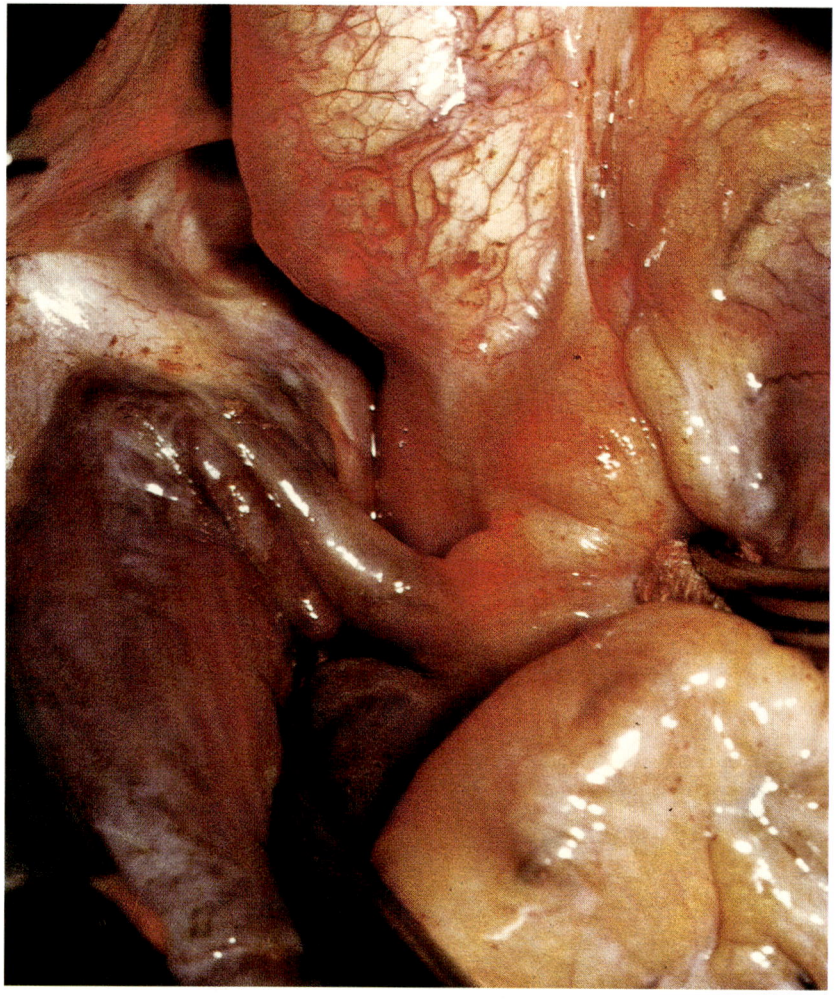

Liegt eine rein diaphragmatische, *membranöse Form* der *supravalvulären* Aortenstenose vor, so wird lediglich das Diaphragma vorsichtig von der Aortenwand gelöst, analog der subvalvulären fibrösen, diaphragmatischen Aortenstenose.

Die hypoplastische diffuse Form der supravalvulären Aortenstenose, die keinen lokalisierten Schnürring aufweist, setzt dem operativen Vorgehen Grenzen, besonders wenn der ganze Aortenbogen befallen ist (110).

Die Gesamtletalität nach der Beseitigung einer supravalvulären Aortenstenose liegt etwa bei 10 bis 15 % und ist vornehmlich durch ein Linksherzversagen gekennzeichnet, da infolge der Beseitigung der kranial der Koronarostien liegenden Einengung die Koronardurchblutung erheblich herabgesetzt werden kann.

Die *idiopathisch-hypertrophische Subaortenstenose* ist gekennzeichnet durch eine Verdickung des Kammerseptums, die sich vorwiegend im Bereich des linken Ausflußtraktes manifestiert und durch eine Hypertrophie des Musculus bulbo-spiralis int. hervorgerufen wird. Nicht selten sind auch die rechten Anteile des Ventrikelseptums hypertrophisch.

Die *Ätiologie* dieser Erkrankung ist im wesentlichen unbekannt. Etwa in einem Drittel der Fälle tritt sie familiär durch autosomale dominante Vererbung auf.

Medizingeschichtlich ist erwähnenswert, daß 1907 erstmals durch *Schminke* die idiopathische hypertrophische Subaortenstenose als „linksseitige Konusstenose" beschrieben wurde. 1957 hat *Brock* diesem Krankheitsbild die Bezeichnung „funktionelle Aortenstenose" gegeben.

Das Wesen der Hämodynamik der IHSS besteht in einer vorzeitigen, d. h. mittel- bis spätsystolischen Obstruktion des linken Ausflußtraktes infolge eines abnormen Kontraktionsablaufes. Normalerweise kontrahiert sich der linke Ventrikel kontinuierlich von der Spitze zur Herzbasis hin, wodurch das Mitralostium eingeengt und das aortale Ostium erweitert wird (82). Auf diese Weise ist der Blutauswurf aus dem linken Ventrikel ohne Behinderung gewährleistet. Im Gegensatz hierzu wird bei der IHSS der M. bulbo-spiralis int., der auch Beziehungen zu den Papillarmuskeln hat, vorzeitig aktiviert, wodurch bei gleichzeitiger Anlagerung des vorderen Mitralsegels an den hypertrophierten Muskelwulst des Septums eine Behinderung des Blutabstroms in die Aorta und eine Inkompetenz des vorderen Mitralsegels resultieren. Je ausgeprägter die obstruktive Einengung der linken Ausflußbahn während der Systole ist, desto wirksamer wird die evtl. begleitende Mitralinsuffizienz.

Aufgrund dieses pathohämodynamischen Verhaltens führt eine Hypovolämie zu einer Zunahme des Obstruktionsgrades. In gleicher Weise wirkt sich eine Steigerung der Kontraktilität aus (Herzglykoside, positiv inotrope Substanzen, körperliche Leistung). Durch eine Hypervolämie nimmt hingegen die Kontraktilität des linken Ventrikels ab, ebenso wie durch Betarezeptorenblocker, Narkose und Erhöhung des peripheren Widerstands (27).

Extrasystolen mit kompensatorischer Pause rufen ein für die IHSS pathognomonisches paradoxes Druckverhalten zwischen linkem Ventrikel und Aorta hervor. Trotz der vermehrten Ventrikelfüllung während der kompensatorischen Pause, vermindert sich vergleichsweise der Aortendruck infolge der vorzeitigen Obstruktion des linken Ausflußtraktes bei gleichzeitigem Überdruck in der peripheren Ventrikelhöhle. Dieses grundsätzliche Druckverhalten zwischen linkem Ventrikel und der Aorta nach Extrasystolen wird als *Brockenbrough*-Phänomen bezeichnet (27).

In der Regel zeigen Patienten mit IHSS nach anfänglicher Beschwerdefreiheit ein Fortschreiten der Symptomatik in Form von pektanginösen Beschwerden und Synkopen. Diese Veränderungen treten besonders nach gehäuften Extrasystolen auf und können zu einem plötzlichen Herztod führen. Die internistische Behandlung dieses Krankheitsbildes mit Betarezeptorenblockern vermindert die Kontraktilität des linken Ventrikels, wodurch zunächst eine Besserung des Beschwerdebildes erreicht wird.

Auskultatorisch ist lediglich ein systolisches Geräusch im dritten bis fünften ICR links parasternal und über der Herzspitze wahrzunehmen.

Im Gegensatz zur valvulären kongenitalen Aortenstenose fehlt das Systolikum rechts parasternal und dessen auskultatorisch und palpatorisch wahrnehmbare Fortleitung in die Carotiden. Ein systolisches Geräusch in der mittleren Axillarlinie ist Ausdruck einer funktionellen begleitenden Mitralinsuffizienz.

Im EKG treten vornehmlich linkspräkordiale Störungen der Erregungsrückbildung und eine gewisse Extrasystolie in Erscheinung. Röntgenologisch stellt sich in den meisten Fällen ein konzentrisch hypertrophiertes, relativ klein figuriertes Herz dar, das in gewisser Weise im Widerspruch zu dem schweren Krankheitsbild steht.

Falls die Beschwerden durch medikamentöse Behandlung mit Betarezeptorenblockern keine Besserung erfahren, ist als Indikation zum operativen Eingriff ein Obstruktionsgradient von mehr als 60 mmHg maßgebend.

Operative Maßnahmen

Die Beseitigung der durch Muskelhypertrophie entstandenen Obstruktion des linken Ausflußtraktes ist das Ziel jeden operativen Vorgehens. Hierfür stehen verschiedene Methoden zur Verfügung. Am schonendsten und gleichzeitig am wirkungsvollsten ist wahrscheinlich die transaortale gezielte Ventrikulotomie mit Hilfe eines rabenschnabelartig geformten Messers (8, 13, 98). Damit wird der M. bulbo-spiralis int., der von der Herzspitze subendokardial in das linke Infundibulum einstrahlt, durchtrennt. Dies geschieht dort, wo der Muskelwulst hyperplastisch am Septum entlangzieht. Der Ort der Inzision liegt fast regelmäßig in der Verlängerung unterhalb der Kommissur zwischen linker und rechter Tasche. Durch die Inzision mit dem Rabenschnabelmesser wird der deutlich zu palpierende und mittels eines die linke Ausflußbahn aufspreizenden Nasenspekulums gut erkennbare Ringmuskel quer inzidiert. Anschließend wird die Inzision mit dem Finger erweitert bzw. ausgeweitet. Wesentlich aggressiver ist das Vorgehen durch den linken Ventrikel (15). Dieses erlaubt zwar eine großzügige Resektion der hypertrophierten Muskelmassen, setzt aber gleichzeitig durch die Ventrikelinzision eine Infarktnarbe. Dieses Verfahren birgt auch in höherem Maße die Gefahr einer Verletzung des *His*schen Bündels mit AV-Blockierung in sich.

Nachdem häufig auch die rechtsventrikulären Anteile des Septums hypertrophiert sind und möglicherweise zu einer Einengung des rechten Ausflußtraktes führen, kommt auch ein Vorgehen über den rechten Ventrikel in Frage (135). Hierbei drückt der transaortal in den linken Ventrikel eingeführte Finger das Ventrikelseptum nach rechts, wo so viel Muskelgewebe reseziert wird, bis das gesamte Septum wieder beweglich erscheint und damit in der Systole zur rechten Herzhälfte ausweichen kann.

Ergebnisse

Die operative Beseitigung der idiopathisch-hypertrophischen Subaortenstenose ist ein relativ risikoreicher Eingriff. Die Früh- und Spätletalität lag in früheren Jahren zwischen 10 und 20 % (13, 59, 99), konnte aber in letzter Zeit gesenkt werden.

Einschränkend muß gesagt werden, daß durch die Operation die ursächliche Myokarderkrankung nicht beeinflußt wird, wie zahlreiche Spättodesfälle zeigen. In der Mehrzahl der Fälle wird als Ursache des plötzlichen Herztodes eine Rhythmusstörung angesehen (10). Eine Operation sollte nur empfohlen werden, wenn eine Therapie mit konservativen Mitteln nicht möglich ist bzw. zu keinem Erfolg führt.

6.2.3 Mitralstenosen

Angeborene Mitralstenosen sind nur äußerst selten anzutreffen. Isoliert kommen sie weniger häufig vor als in Kombination mit einem Vorhofseptumdefekt oder als Element eines Mißbildungskomplexes, der als *Shone*-Syndrom bezeichnet wird. Diese Anomalie besteht aus einer Mitralstenose (entweder in Form eines supravalvulären Ringes im linken Vorhof oder in Gestalt einer sog. Parachute-Klappe) in Verbindung mit valvulären bzw. subvalvulären Aortenstenosen und einer Coarctatio aortae typischer Lokalisation (127). In Abhängigkeit von den normalen anatomischen Strukturen der Mitralklappe sind angeborene Mitralstenosen in drei Ebenen der Klappe zu finden:

1. Am häufigsten als Folge einer conusartigen Verdickung des aortalen (vorderen) und muralen (hinteren) Mitralsegels.
2. Seltener als Einengung infolge des Vorliegens einer „Parachute-Klappe" (Parachute = Fallschirm), wobei die Chordae tendineae sich in einem solitären Papillarmuskel vereinigen und dadurch obstruktiv wirken. Diese Mißbildung ist gelegentlich mit einem supravalvulären Diaphragma im linken Vorhof vergesellschaftet.
3. Können hypertrophierte Papillarmuskeln in Verbindung mit verdickten und verkürzten Chordae tendineae Ursache der Mitralstenose sein (75).

Die verschiedenen Variationen dieser kongenitalen Mißbildungen bewirken naturgemäß schon postnatal eine pulmonale Hypertonie verschiedener Ausprägung, so daß mitunter schon frühzeitig operiert werden muß.

Rekonstruktive bzw. plastische Eingriffe an der mißgestalteten Klappe führen nur selten zu einem hämodynamischen befriedigenden Ergebnis. Als

Abb. 17
Kongenitale
Mitralstenose: Die Segel
sind fibrös verdickt und
ballonartig aufgewulstet.
Die Kommissuren sind
nur andeutungsweise zu
erkennen.

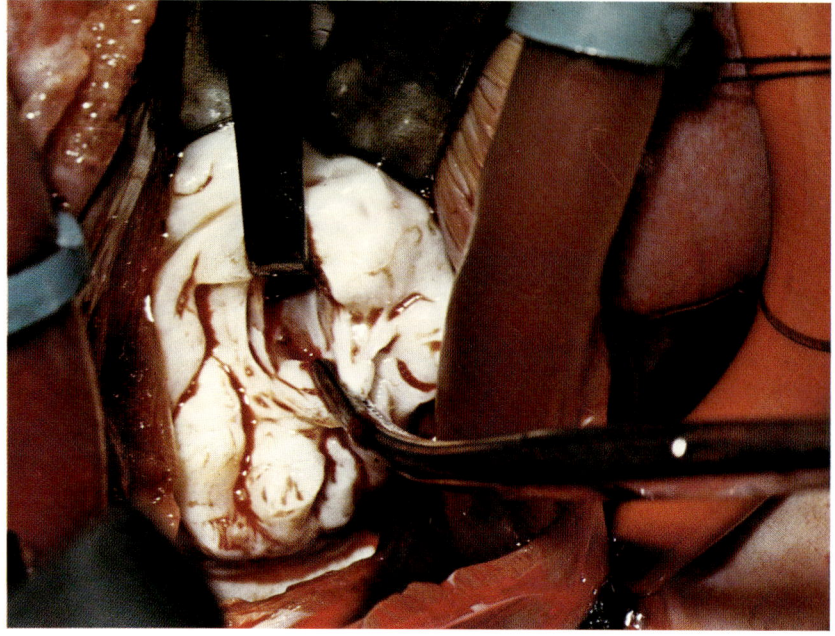

alternative chirurgische Maßnahme bietet sich zum gegenwärtigen Zeitpunkt lediglich die hinsichtlich der Langzeitergebnisse nicht unproblematische Implantation einer künstlichen Mitralklappe im Säuglings- oder Kleinkindesalter an (143).

6.2.4 EBSTEINsche Anomalie

Vorbemerkungen

Pathologisch-anatomisch zeichnet sich diese Mißbildung durch eine Verlagerung der Tricuspidalklappe in den rechten Ventrikel aus, wobei die ursprüngliche Vorhof-Kammergrenze in Form eines weiten klappenlosen Ringes bestehen bleibt. Die Verbindung zwischen Pseudoklappenring und ventrikelwärts versetzter Tricuspidalklappe stellt ein dünnwandiger, kaum kontraktiler Gewebssack dar, der vorwiegend nach rechts postero-lateral ausgebuchtet ist und sich während der Systole, teils infolge einer Tricuspidalinsuffizienz, teils als Ausdruck einer behinderten diastolischen Füllung des rechten Ventrikels aufbläht. Dieser mehr oder weniger funktionslose Gewebssack wird als „atrialisierter" rechter Ventrikel bezeichnet. 1866 beschrieb *Ebstein* diese isolierte Klappenanomalie (52), die übrigens in mehr als der Hälfte der Fälle mit einem Vorhofseptumdefekt verbunden ist.

Klinisch bietet dieser Herzfehler das Bild aller Stadien einer Rechtsherzinsuffizienz, die sich zunächst konservativ-therapeutisch sehr gut beeinflussen läßt, so daß die Patienten selbst noch in der 3. bis 4. Lebensdekade subjektives Wohlbefinden angeben können.

68

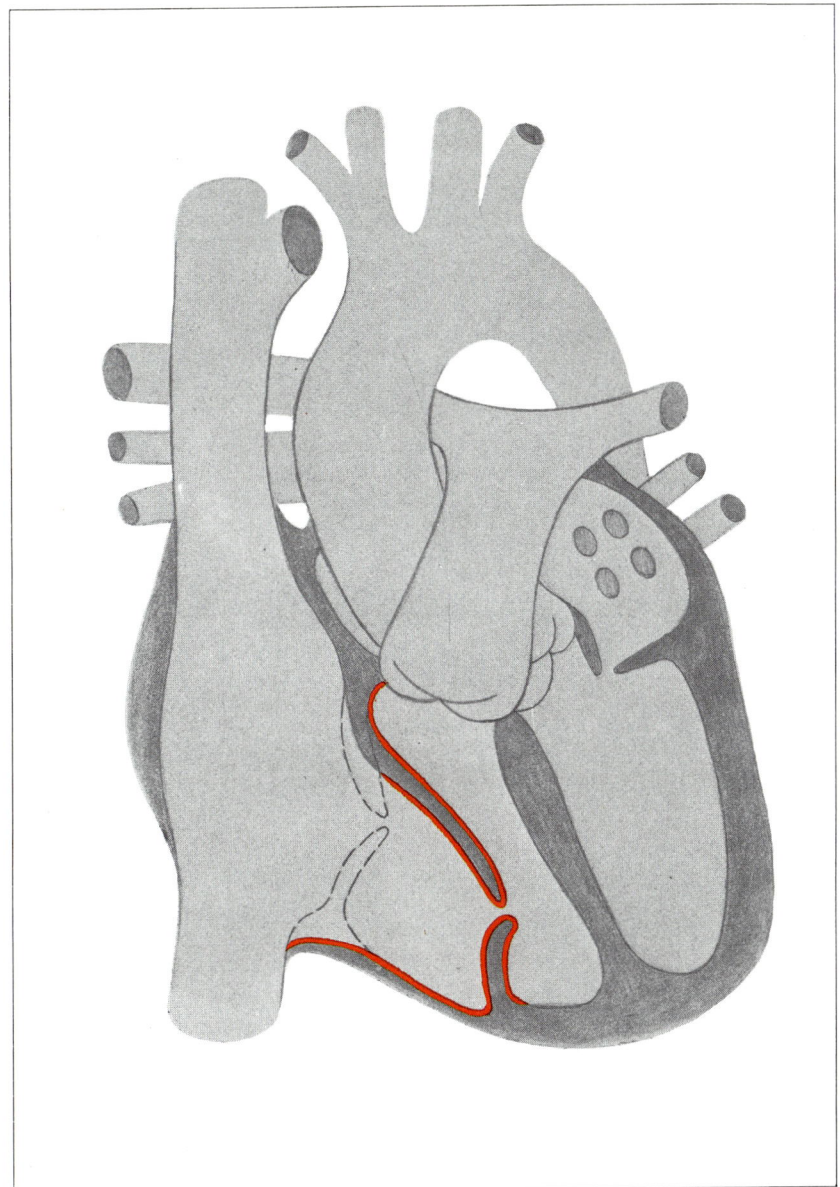

Abb. 18
Morbus EBSTEIN: Nach
dem Ausflußtrakt des
rechten Ventrikels zu
verlagerte mißgebildete
Tricuspidalklappe. Der
Einflußtrakt des rechten
Ventrikels ist atrialisiert.

Herzvergrößerung, rechtsseitige Pleuraergußbildung und absolute Arrhythmie infolge Vorhofflimmern sind mitunter Kriterien für die Irreversibilität der kardialen Dekompensation. Eine zentrale Zyanose mit den charakteristischen Begleitveränderungen wird nicht selten beobachtet, zumal dann, wenn gleichzeitig ein Vorhofseptumdefekt vorhanden ist. In Anbetracht der günstigen Prognose dieser Herzmißbildung wird man erst bei zwingender Indikation operieren, zumal der postoperative Verlauf wegen der immer drohenden Rechtsherzinsuffizienz ein hohes Risiko in sich birgt.

Abb. 19
EBSTEINsche
Erkrankung. Präparat:
mißgebildete und
fibrosierte
Tricuspidalsegel.

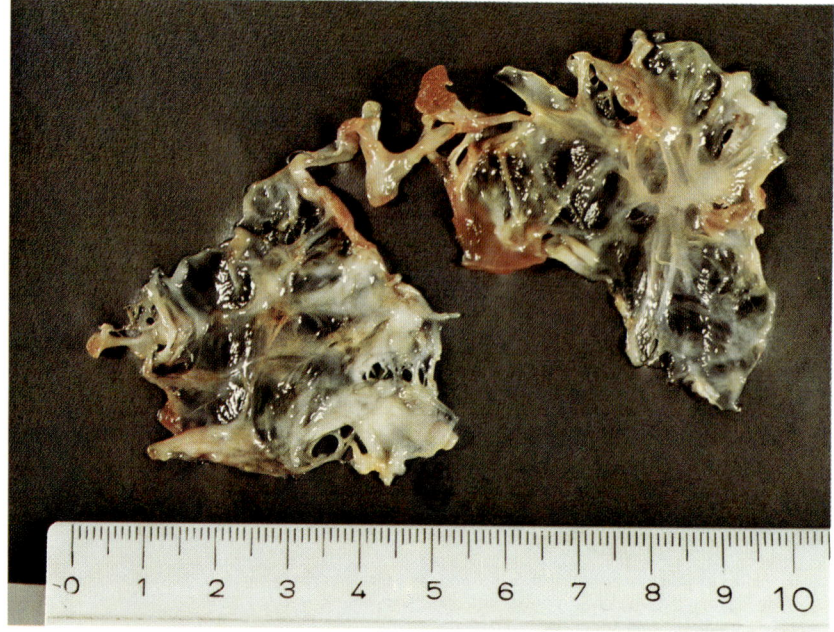

Die operative Korrektur (75, 118) besteht im wesentlichen in einer Raffung des „atrialisierten" rechten Ventrikels, wodurch die ventrikelwärts versetzte Tricuspidalklappe in die anatomisch richtige Ebene verlagert und der vormals zwischengeschaltete Gewebssack hämodynamisch ausgeschaltet wird. Resultiert trotz dieser plastischen Maßnahmen eine Inkompetenz der Tricuspidalklappe, so ist die Implantation eines künstlichen Ventils erforderlich.

Die jüngst mitgeteilten Langzeitergebnisse eines kleinen, bislang operierten Krankengutes sind leidlich zufriedenstellend (73). Der künstliche Klappenersatz bringt ein relativ hohes Risiko mit sich, da bei Verschluß des Vorhofseptumdefektes und Implantation einer künstlichen Klappe der rechte Ventrikel zunächst einer wesentlich höheren Belastung unterworfen ist, als zuvor.

6.3 Links-Rechts-Shunt-Vitien

6.3.1 Vorhofseptumdefekte

Vorbemerkungen

Vorhofseptumdefekte stellen eine abnorme Öffnung im Vorhofseptum dar, durch welche das Blut in beiden Richtungen fließen kann. Gewöhnlich besteht ein Links-Rechts-Shunt. Erst wenn infolge einer Widerstandserhöhung im kleinen Kreislauf der Druck in den rechten Herzhöhlen stark erhöht ist, kommt es zum Rechts-Links-Shunt.

Hinsichtlich der Lokalisation sind drei Arten der Vorhofseptumdefekte zu unterscheiden, die zwar funktionell gewisse Gemeinsamkeiten aufweisen, aber entwicklungsgeschichtlich verschieden sind:

1. Der Ostium-secundum-Defekt ist die am häufigsten vorkommende angeborene Läsion, die etwa 10 bis 15 % aller angeborenen Herzfehler ausmacht. Er liegt im mittleren Anteil des Vorhofseptums, etwa an Stelle des Foramen ovale, ist meistens ovalär geformt und durch eine Gewebsbrücke vom Sinus coronarius und von der Tricuspidalklappe getrennt.
2. Der Sinus-venosus-Defekt liegt unterhalb der Einmündung der oberen Hohlvene, ist rund und in der Regel fast immer mit einer partiellen Lungenvenenfehlmündung des rechten Ober- bzw. Mittellappens in den rechten Vorhof und auch in die Hohlvene vergesellschaftet.
3. Der Ostium-primum-Defekt gehört zu den Endokardkissendefekten, die infolge der Beteiligung der Atrioventrikularklappen eine Sonderstellung einnehmen. Solitär vorkommend ist er funktionell den großen Vorhofseptumdefekten vom Secundumtyp zuzurechnen.

Selten sind Vorhofseptumdefekte, deren Ausmaß so gestaltet ist, daß praktisch kein Vorhofseptum mehr besteht. Sie werden als gemeinsamer Vorhof (Common Atrium) bezeichnet.

Pathohämodynamik

Das Vorliegen eines Vorhofseptumdefektes hat einen Links-Rechts-Shunt zur Folge, d. h. auf Vorhofebene fließt oxygeniertes Blut vom linken in den rechten Vorhof. Die Shuntrichtung wird durch den enddiastolischen Druck des jeweiligen Ventrikels bestimmt. Entsprechende Druckverhältnisse übertragen sich auf die jeweiligen Vorhöfe, so daß das Blut vom linken Vorhof, in dem normalerweise ein Druck von 8 bis 10 mmHg herrscht, in den rechten abfließt, in dem der Druck 4 bis 5 mmHg nicht überschreitet. Da sich während der ersten Lebensjahre die Kontraktilitäten bzw. die Druckanstiegsgeschwindigkeiten beider Ventrikel ähnlich verhalten, kann der Links-Rechts-Shunt auf Vorhofebene klein bleiben und die Diagnose eines Vorhofseptumdefektes relativ spät gestellt werden (42). Andererseits werden Fälle beschrieben, bei denen es schon im Säuglings- oder Kleinkindesalter aufgrund der shuntbe-

Abb. 20
Vorhofseptumdefekte;
a) Ostium-secundum-
Defekt;
b) Sinus-venosus-Defekt
mit fehlmündenden
Lungenvenen;
Ks = Koronarsinus

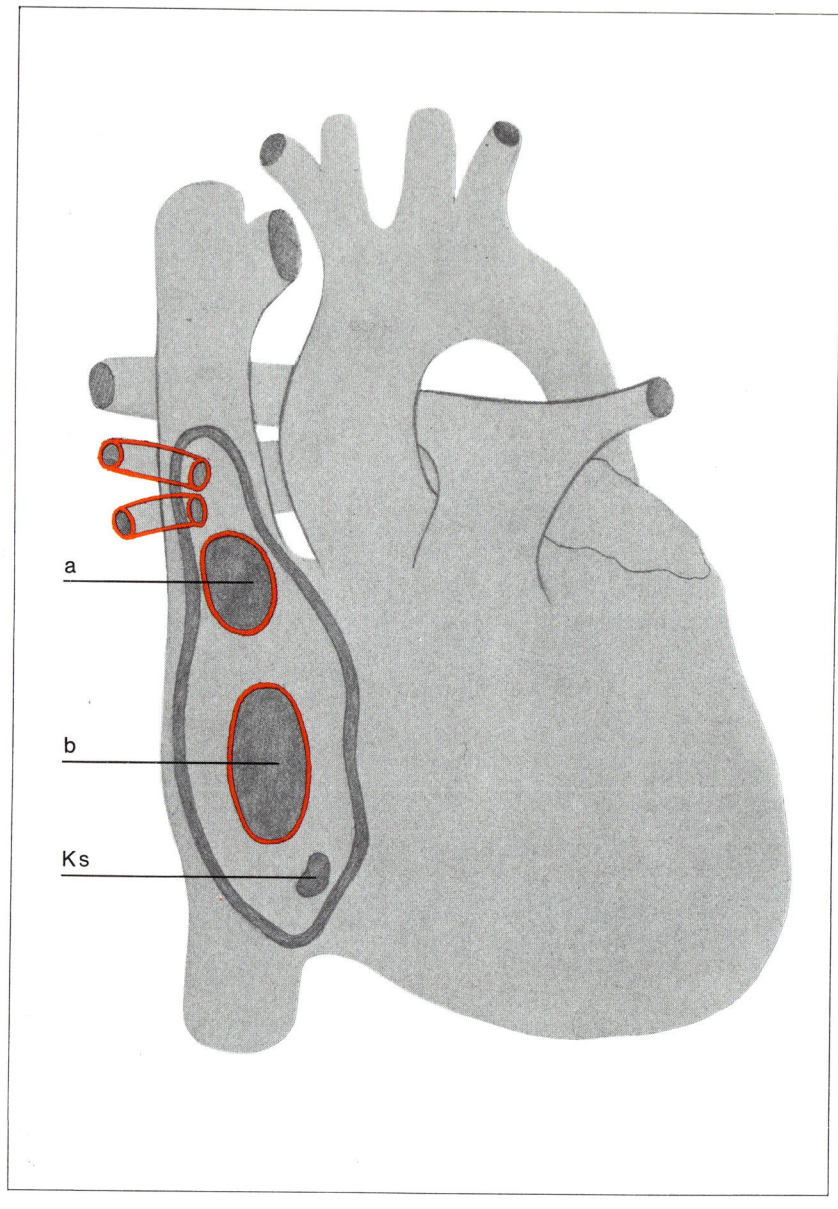

dingten vermehrten Lungendurchblutung zu schwersten Dekompensationserscheinungen kommt, die einen sofortigen Defektverschluß notwendig machen können (42). In Abhängigkeit von der Defektgröße und der Dehnbar-
keit beider Ventrikel variiert der intraatriale Shunt zwischen 1 und 20 l/min.
Dabei schwankt der Links-Rechts-Shunt etwa zwischen 20 und 70 % des
großen Kreislaufvolumens.

In der Regel wird auch ein größerer Vorhofseptumdefekt über Jahre toleriert. Gewöhnlich erfolgt erst im Erwachsenenalter, nicht selten in der dritten bis vierten Lebensdekade, eine entscheidende Verschlechterung des Krankheitszustandes, bedingt durch Ansteigen des pulmonalen Gefäßwiderstandes oder durch Auftreten von Vorhofflimmern. Ist der Mechanismus der Entstehung einer pulmonalen Hypertension einmal angelaufen, so erhöht sich das Operationsrisiko sprunghaft.

Die meisten Patienten, vornehmlich im Kindesalter, mit einem Ostiumsecundum-Defekt sind zunächst asymptomatisch. Mit zunehmendem Alter sind Müdigkeit, Leistungsdyspnoe und Herzjagen häufige Symptome. Leistungsdyspnoe tritt vornehmlich bei älteren Patienten auf, bei denen bereits eine pulmonale Hypertonie entwickelt ist. Infolge des zunehmenden Druckes in beiden Vorhöfen, der mit Erweiterung des Vorhofgewebes einhergeht, bildet sich nicht selten nach dem dritten Lebensjahrzehnt eine absolute Arrhythmie aus. Eine Zyanose zeigt sich erst, wenn auf dem Boden eines entstandenen Lungenhochdruckes eine Shuntumkehr eingetreten ist.

Klinische Befunde

Auskultatorisch findet sich ein systolisches Strömungsgeräusch im 2. bis 3. ICR links, im EKG sind Zeichen der Rechtshypertrophie, vor allen Dingen aber ein inkompletter Rechtsschenkelblock typisch. Der zweite pulmonale Herzton ist in der Regel gespalten. Röntgenologisch zeigt sich im wesentlichen eine Mehrdurchblutung der Lunge bei insgesamt vergrößertem Herzen mit prominentem Pulmonalsegment. Die Herzkatheteruntersuchung bringt eine endgültige Sicherung der Untersuchung. Typisch ist ein Sauerstoffsättigungssprung auf Vorhofebene von etwa 75 auf 90 %.

Da der *Sinus-venosus-Defekt* der Symptomatik des Secundumdefektes entspricht, ist der Sauerstoffsprung davon abhängig, ob sich die partielle Lungenvenenfehlmündung in Höhe des Defektes oder schon in der oberen Hohlvene befindet. Eine endgültige Unterscheidung zwischen Secundum- und Sinus-venosus-Defekt ist erst nach Eröffnung des Herzbeutels möglich, weil dann die fehlmündenden Lungenvenen zu erkennen sind.

Operationsindikation

In der Regel kann gelten, daß eine Indikation zum Verschluß des Vorhofseptumdefektes besteht, wenn die Größe des Links-Rechts-Shunts 30 % des Systemkreislaufvolumens überschreitet. Auf jeden Fall ist eine Operation indiziert, wenn eine klinische Symptomatik besteht. Dringliche Indikation stellen Vorhofseptumdefekte im Säuglings- und Kleinkindesalter dar, bei denen die Vermehrung der Lungendurchblutung zur dekompensierten Rechtsherzinsuffizienz einerseits und infolge des verminderten Systemkreislaufes zu einer Art des Vorwärts-Linksherzversagens führt (107). Eine Operation nach dem 40. Lebensjahr ist keine Seltenheit (84, 104).

Die fixierte pulmonale Hypertonie kann eine Kontraindikation zum Verschluß eines Vorhofseptumdefektes darstellen. Überschreitet der Lungengefäßwiderstand den Systemgefäßwiderstand, so ist eine Operationsindikation nicht mehr gegeben.

Kranke, die im Stadium der sich manifestierenden pulmonalen Hypertonie operiert werden, brauchen klinisch keine Besserung zu erfahren. Ihr Zustand kann sich infolge der Verselbständigung, d. h. der Zunahme des Lungenhochdruckes verschlechtern. In solchen klaren Fällen kann es dann sinnvoll sein, von vornherein einen kleinen Restdefekt, im Sinne eines Überlaufventils zu belassen (14).

Operationstechnik

Der Verschluß von Vorhofseptumdefekten wird heute in der Regel mit Hilfe der extrakorporalen Zirkulation durchgeführt. Die Verschlußtechniken am geschlossenen und schlagenden Herzen (128a, 67) und im hypothermen Herzstillstand am eröffneten Vorhof (49) sind weitgehend verlassen.

Der Ostium-secundum-Defekt läßt sich in den meisten Fällen mit fortlaufender Naht, besser aber mit Einzelknopfnähten verschließen. Falls der Kaudalrand im Bereich der Einmündungsstelle der unteren Hohlvene fehlt, muß hier eine Raffnaht derartig angelegt werden, daß unter Zusammenziehen des kaudalen Defektbereichs die untere Hohlvene in den rechten Vorhof einmündet. Es kann sonst durch falsche Nahttechnik vorkommen, daß die untere Hohlvene zumindest partiell in den linken Vorhof drainiert.

Ist der Secundumdefekt sehr groß, scheint es von vornherein ratsam, den Defekt mit einem Kunststofflicken zu verschließen, um einmal die atrioventrikuläre Klappenebene nicht zu verziehen und zum anderen den linken Vorhof nicht zu verkleinern. Häufiger als ursprünglich angenommen kann dadurch nämlich die Gefahr eines Lungenödems entstehen, überhaupt dann, wenn das linke Herz aufgrund der pathohämodynamischen Verhältnisse hypoplastisch ist.

In Anbetracht der Möglichkeit eines auftretenden Linksherzversagens mit Lungenödem ist es wahrscheinlich besser, einen größeren Secundumdefekt mit Einzelknopfnähten zu verschließen, um bei drohendem Linksherzversagen die Möglichkeit zu haben, einen Teil des Defekts wieder zu eröffnen. Diese Maßnahme kann ohne Einsatz der extrakorporalen Zirkulation mit Hilfe des in den rechten Vorhof eingeführten Fingers und einem Instrument geschehen (14).

Der Verschluß eines Sinus-venosus-Defektes muß wegen der fehlmündenden Lungenvenen in der Regel mit Hilfe eines Flickens erfolgen. Dabei müssen die fehlmündenden Lungenvenen in den linken Vorhof umgeleitet werden. Münden die oberen Lungenvenen sehr hoch in die Cava, muß die obere Hohlvene in ihrem Giebelanteil nach kranial etwa bis in die Höhe der Fehlmündung gespalten werden, um dann mit Hilfe eines ovalären Kunststoffflickens einen Tunnel zu bilden. Dabei besteht in seltenen Fällen die Gefahr, daß durch den Flicken, der in der oberen Hohlvene zum Liegen kommt, der zentralvenöse Abfluß behindert ist. Dieser Komplikation geht man aus dem Wege, indem die Längsinzision im Bereich der oberen Hohlvene durch einen Perikardlappen erweitert wird. Eine seltene Komplikation bei der Längsspaltung der oberen Hohlvene ist die Durchtrennung der Sinusknotenarterie,

74

wodurch es postoperativ zu einem mittleren bzw. unteren Knotenrhythmus kommen kann.

Nach operativem Verschluß von Vorhofseptumdefekten ist das klinische Ergebnis bei Patienten ohne pulmonale Hypertonie durch Verschwinden des auskultatorischen Befundes in Form eines Systolikums im 2. bis 3. ICR links wahrzunehmen. Außerdem bilden sich röntgenologisch die vermehrte Lungengefäßzeichnung und die Rechtsherzvergrößerung zurück, ebenso wie die entsprechenden EKG-Veränderungen. Die Leistungsfähigkeit normalisiert sich.

Kinder mit einer dekompensierten Herzinsuffizienz oder Erwachsene mit einer noch nicht manifesten pulmonalen Hypertonie (14) erfahren eine wesentliche Besserung ihrer Beschwerden. In der Regel kommt es auch zu einer ausgeglichenen körperlichen Entwicklung. Besteht bereits eine fixierte pulmonale Hypertonie, kann das Langzeitergebnis beeinträchtigt sein. Die Operationsletalität beim unkomplizierten Vorhofseptumdefekt liegt bei 1 oder unter 1 %. Die Gesamtletalität, in welche auch komplizierte Fälle, insbesondere mit pulmonaler Hypertonie einbezogen werden, dürfte bei etwa 3 bis 4 % liegen.

6.3.2 Endokardkissendefekte (Ostium-primum-Defekt, partieller AV-Kanal, totaler AV-Kanal)

Unter Endokardkissendefekten versteht man mehrere Läsionen, die teilweise einzeln oder miteinander vergesellschaftet auftreten können und die auf eine Fehlentwicklung der sogenannten Endokardkissen zurückgehen. Sie lassen sich in drei Gruppen unterteilen.

1. Der Ostium-primum-Defekt.
2. Der partielle oder imkomplette AV-Kanal.
3. Der totale AV-Kanal.

Der selten solitär auftretende Ostium-primum-Defekt ist funktionell den Vorhofseptumdefekten vom Secundumtyp zuzurechnen. Er unterscheidet sich von diesen dadurch, daß er bis in die Klappenebene, unter Umständen bis in das Ventrikelseptum, hineinreicht. Der Sinus coronarius liegt unmittelbar kaudal von ihm.

Häufig ist der Ostium-primum-Defekt vergesellschaftet mit einem Spalt im aortalen Mitralsegel, weniger häufig besteht gleichzeitig ein gespaltenes septales Tricuspidalsegel, das jedoch in diesem Zusammenhang nicht selten rudimentär ist. Diese Kombination wird als partieller oder inkompletter Atrioventrikularkanal bezeichnet.

Wenn zusätzlich unter den veränderten gemeinsamen septalen atrio-ventrikulären Segeln ein Ventrikelseptumdefekt vorhanden ist, wird der Komplex

75

Abb. 21
Endokardkissendefekte,
schematische Zeichnung.

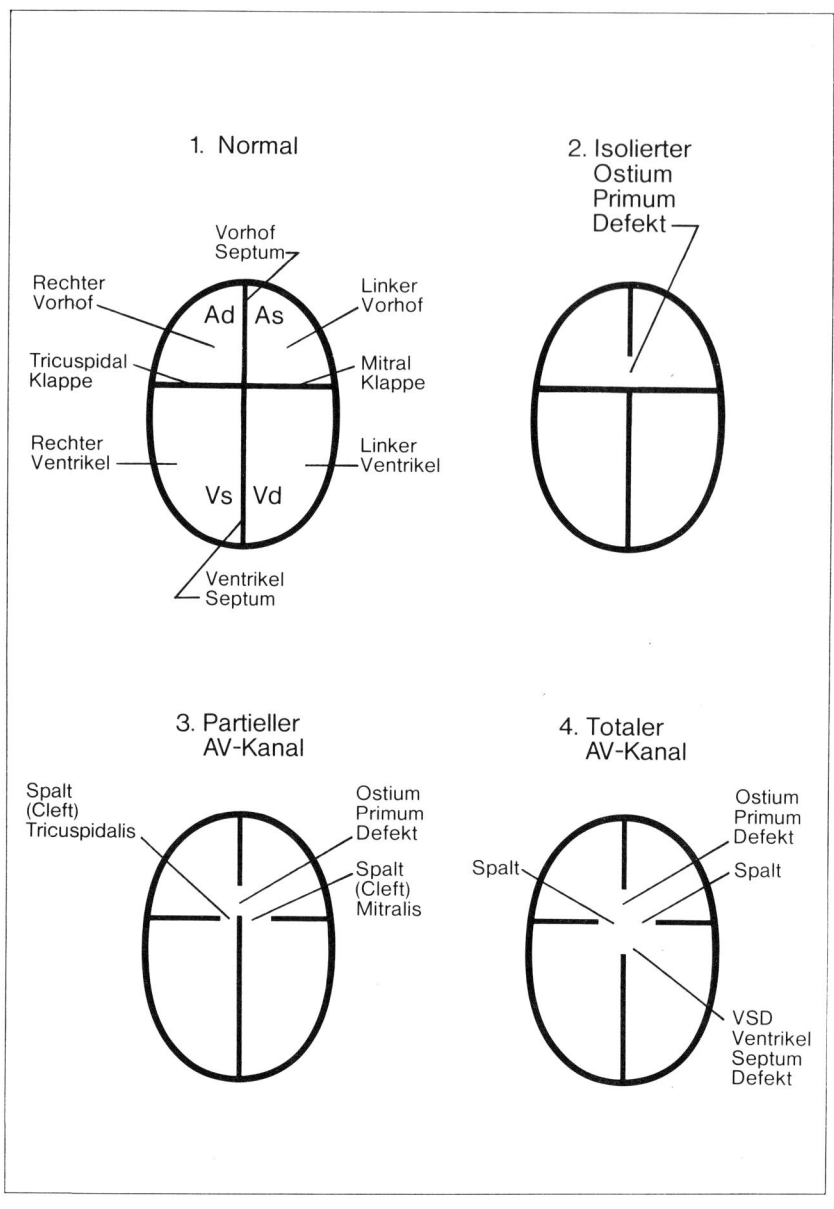

1. Normal

Vorhof
Septum

Rechter
Vorhof

Linker
Vorhof

Ad   As

Tricuspidal
Klappe

Mitral
Klappe

Rechter
Ventrikel

Linker
Ventrikel

Vs   Vd

Ventrikel
Septum

2. Isolierter
Ostium
Primum
Defekt

3. Partieller
AV-Kanal

Spalt
(Cleft)
Tricuspidalis

Ostium
Primum
Defekt

Spalt
(Cleft)
Mitralis

4. Totaler
AV-Kanal

Spalt

Ostium
Primum
Defekt

Spalt

VSD
Ventrikel
Septum
Defekt

als totaler Atrioventrikularkanal bezeichnet. Hiervon gibt es wiederum verschiedene Typen. Wesentliches Kennzeichen ist jedoch, daß zusätzlich zu
den genannten Fehlern ein größerer Ventrikelseptumdefekt besteht und daß
praktisch nur eine AV-Klappe, die durch den Defekt hindurchzieht, angelegt
ist (65, 66).

Pathohämodynamik   Der isolierte Ostium-primum-Defekt ist in der Regel größer als ein Ostium-
secundum-Defekt. Infolge seiner Lage hat er gewöhnlich einen größeren

76

Shunt vom linken zum rechten Vorhof zur Folge. Bei der wesentlich häufiger vorkommenden Form des partiellen AV-Kanals besteht neben dem Ostium-primum-Defekt eine Spaltbildung im septalen Segel der Mitralklappe, die nicht selten eine Mitralinsuffizienz bewirkt. Infolgedessen kommt es unter Umständen frühzeitig zur Entwicklung eines pulmonalen Hochdrucks. Die systolischen Drucke im rechten Herzen und der Pulmonalarterie liegen bei dieser Form fast ausnahmslos mit 40 bis 50 mmHg an der oberen Grenze der Norm bzw. in subpathologischen Bereichen (61, 65).

Unter den Endokardkissendefekten verursacht der totale AV-Kanal die schwerwiegendsten hämodynamischen Veränderungen. Links-Rechts-Shunt auf Vorhof- und Ventrikelebene, Mitral- und gelegentlich auch Tricuspidalinsuffizienz führen frühzeitig zu einer globalen Myokardinsuffizienz oder zu einem fixierten Lungenhochdruck, der meist schon im frühen Kindesalter auftritt.

Je nach Ausmaß der anatomischen Veränderung kann eine körperliche *Klinisches Bild* Unterentwicklung bestehen. Ein sogenannter Herzbuckel ist keineswegs selten. Wie bei den übrigen Vorhofseptumdefekten bestehen ein systolisches Durchflußgeräusch über der Pulmonalis und ein gespaltener zweiter Pulmonalton. Im Gegensatz zu den Secundumdefekten findet sich aber hier statt des Rechtstyps ein überdrehter Linkstyp. Bei Vorliegen einer Mitralinsuffizienz ist ein systolisches Geräusch über der Mitralklappe feststellbar.

Röntgenologisch ergibt sich außer der vermehrten Lungengefäßzeichnung mit prominentem Pulmonalissegment und einer Rechtsherzvergrößerung auch eine Vergrößerung des linken Herzens, insbesondere des linken Vorhofs. Die Herzkatheteruntersuchung erbringt den Nachweis eines Links-Rechts-Shunts auf Vorhofebene. Die selektive retrograde Angiokardiografie des linken Ventrikels objektiviert unter Umständen die Mitralinsuffizienz und zeigt eine kranialwärts gerichtete bogenförmige Verlängerung des linken Ausflußtraktes in der Diastole (*Goose-neck*-Phänomen[*]), ein Zeichen, das fast pathognomonisch für das Vorliegen eines partiellen AV-Kanals ist.

Die Klinik des totalen AV-Kanals wird in der Regel von drei Komponenten bestimmt.

1. Die Größe des Links-Rechts-Shunts auf Vorhof- und Ventrikelebene.
2. Der Schweregrad der shuntbedingten pulmonalen Hypertonie.
3. Wirkungsgrad der Insuffizienz des gemeinsamen atrioventrikulären Klappenapparates.

Auskultatorisch finden sich alle Zeichen, wie sie für den partiellen AV-Kanal typisch sind, unter Umständen weist jedoch der laute, knallende zweite Pulmonalton auf das Bestehen einer manifesten pulmonalen Hypertonie hin. Ist sie einmal ausgeprägt, was schon sehr frühzeitig der Fall sein kann, überwiegt die Rechtshypertrophie.

---

[*] Goose-neck = Gänsehals

Sowohl beim isolierten Ostium-primum-Defekt als auch beim partiellen AV-Kanal besteht eine eindeutige Operationsindikation möglichst bis zum Eintritt ins Schulalter. Beim totalen AV-Kanal muß die Anzeige zur Operation mitunter schon im Säuglingsalter gestellt werden, um die Ausbildung einer pulmonalen Hypertonie zu verhindern. Bei erheblichen Mißbildungen der Atrioventrikularklappen kann es unter Umständen angezeigt sein, auf die Korrektur zu verzichten, weil sie möglicherweise nicht vollständig durchführbar ist. Statt dessen kommt dann eine Einengung der Lungenschlagader mit Hilfe eines Bändchens in Frage, um wenigstens die deletären Einflüsse auf den Lungenkreislauf zu verhindern.

Sowohl für den isolierten Ostium-primum-Defekt als auch für den partiellen AV-Kanal kann als Zugangsweg entweder eine anterolaterale rechtsseitige Thorakotomie im Bett der 4. oder 5. Rippe oder aber auch eine mediane Längssternotomie gewählt werden.

Da der Ostium-primum-Defekt eine maßgebende pathologisch-anatomische Komponente des partiellen AV-Kanals darstellt, sollen beide Läsionen hinsichtlich ihrer chirurgischen Behandlung gemeinsam besprochen werden.

Das Vorgehen bei der Korrektur des partiellen AV-Kanals unterteilt sich in zwei operative Abschnitte.

1. Beseitigung des Mitralklappenspaltes.
2. Verschluß des Ostium-primum-Defekts.

Der die Mitralinsuffizienz bedingenden Spalt im aortalen Mitralsegel reicht in der Regel vom gemeinsamen First zwischen den beiden atrioventrikulären Segeln bis herzspitzenwärts zum Ansatz der linksventrikulären Chordae tendineae. In diesem Bereich sind beide Segelhälften häufig eingerollt und knötchenartig verändert. Unter Adaptation der Segelhälften wird der Spalt mit Hilfe von 4–0 Einzelknopfnähten verschlossen.

Der Verschluß des Ostium-primum-Defektes sollte immer mit Hilfe eines Kunststoffflickens oder eines Perikardlappens vorgenommen werden, um die AV-Klappenebene, die ohnehin schon verhältnismäßig tief, d. h. ventrikelwärts liegt, nicht zu verziehen und eine Inkompetenz dieses Klappenapparates zu verursachen. Dabei empfiehlt es sich, die septalen Nähte als parallel zum Septum gestochene Einzel-U-Nähte zu legen, um eine Verletzung des hier vorbeiziehenden *His*schen Bündels zu vermeiden. Im übrigen Bereich des Defektes können fortlaufende Nähte Anwendung finden.

Falls in der AV-Klappenebene ein kleiner, nicht mehr als 2 bis 5 mm messender Ventrikelseptumdefekt vorhanden ist (sog. Übergangsform), wird dieser am besten durch Aufsteppen des fibrösen Klappenfirstes verschlossen.

Die Korrektur des totalen AV-Kanals ist, wenn überhaupt möglich, ungleich komplizierter. Zunächst muß das Ventrikelseptum mit Hilfe eines Kunst-

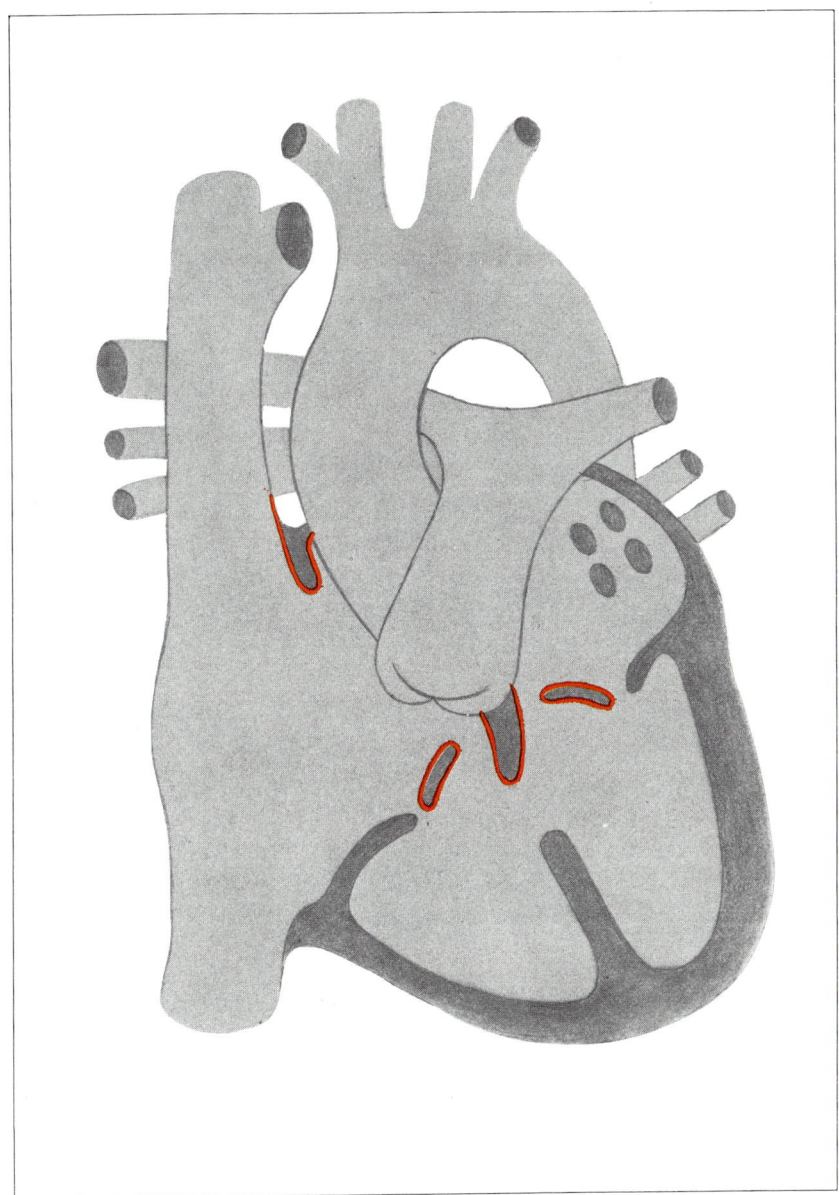

Abb. 22
Endokardkissendefekte:
totaler AV-Kanal.
Ostium-primum-Defekt,
Mißbildung der
AV-Klappe, VSD.

stoffflickens rekonstruiert werden. Dann hat die Rekonstruktion der Klappen zu erfolgen, wobei die ursprüngliche Klappenebene erhalten werden sollte, und schließlich muß der Ostium-primum-Defekt wiederum durch einen Kunststoffflicken verschlossen werden (111, 112, 113).

Es liegt in der Natur des komplexen Herzfehlers, daß eine perfekte Korrektur oft nicht möglich ist und Klappeninsuffizienzen, insbesondere im Bereich der Mitralklappe, zurückbleiben. Unter Umständen kann die Anwendung einer künstlichen Herzklappe erforderlich werden. Ansonsten ist die häufigste Komplikation nach Korrektur eines partiellen oder totalen AV-Kanals ein kompletter Herzblock, der bei Permanenz die Implantation eines Schrittmachers erforderlich machen kann.

Ergebnisse

Das Operationsrisiko des partiellen AV-Kanals liegt zwischen 5 und 10 % (92a). Obgleich in den meisten Fällen ein gutes funktionelles Ergebnis zu erzielen ist, bleibt häufig eine geringe Mitralinsuffizienz zurück, die freilich nur selten hämodynamische Auswirkungen hat. Das Risiko der Korrektur eines totalen AV-Kanals ist noch immer erheblich. Es ist abhängig von den anatomischen Veränderungen und dem Ausmaß des pulmonalen Hochdrucks und beläuft sich auf 25 bis 50 %. Bei Auswahl entsprechend günstiger Fälle kann eine Operationsletalität von 10 % erreicht werden. Die Spätergebnisse sind nicht unbedingt ermutigend.

6.3.3 Ventrikelseptumdefekte

Vorbemerkungen

Ventrikelseptumdefekte sind Kommunikationen zwischen linkem und rechtem Ventrikel. Normalerweise kommt es über sie zu einem von links nach rechts gerichteten Shunt. Im allgemeinen werden vier anatomische Typen unterschieden, die im Einflußtrakt des rechten Ventrikels oder aber im Bereich des Ausflußtraktes liegen. Dabei ist der Crista supraventricularis in gewisser Weise eine definierende Position zuzusprechen.

Typ I liegt oberhalb der Crista supraventricularis im Ausflußbereich des rechten Ventrikels unterhalb der Pulmonalklappe, wird als subpulmonaler oder subtrunkaler Defekt bezeichnet und kommt relativ selten vor. Er kann mit einer Aortenklappeninsuffizienz, gelegentlich auch mit einem Sinus-Valsalvae-Aneurysma vergesellschaftet sein.

Typ II liegt im Einflußtrakt des rechten Ventrikels unter der Crista supraventricularis. Die Mehrzahl dieser Defekte findet sich im membranösen Anteil des Septums, wo das anteriore in das septale Tricuspidalsegel übergeht. Er kann in seiner Größe von wenigen Millimetern bis zur Größe des Aortenostiums variieren. Defekte dieser Art werden, wenn sie klein sind, d. h. nur wenige mm umfassen, auch als Morbus *Roger* bezeichnet.

Typ III ist tief unter dem septalen Tricuspidalsegel dorsal des rechten Einflußtraktes gelegen, so daß kein muskuläres Gewebe zwischen dem dreieckig geformten Defekt und der Tricuspidalklappe zu finden ist. Er hat enge Beziehungen zum Reizleitungssystem.

Typ IV liegt herzspitzenwärts, gewissermaßen im Umschlagsbereich von Ein- und Ausflußtrakt des rechten Ventrikels, aber ausschließlich im myokardialen Anteil des Ventrikelseptums.

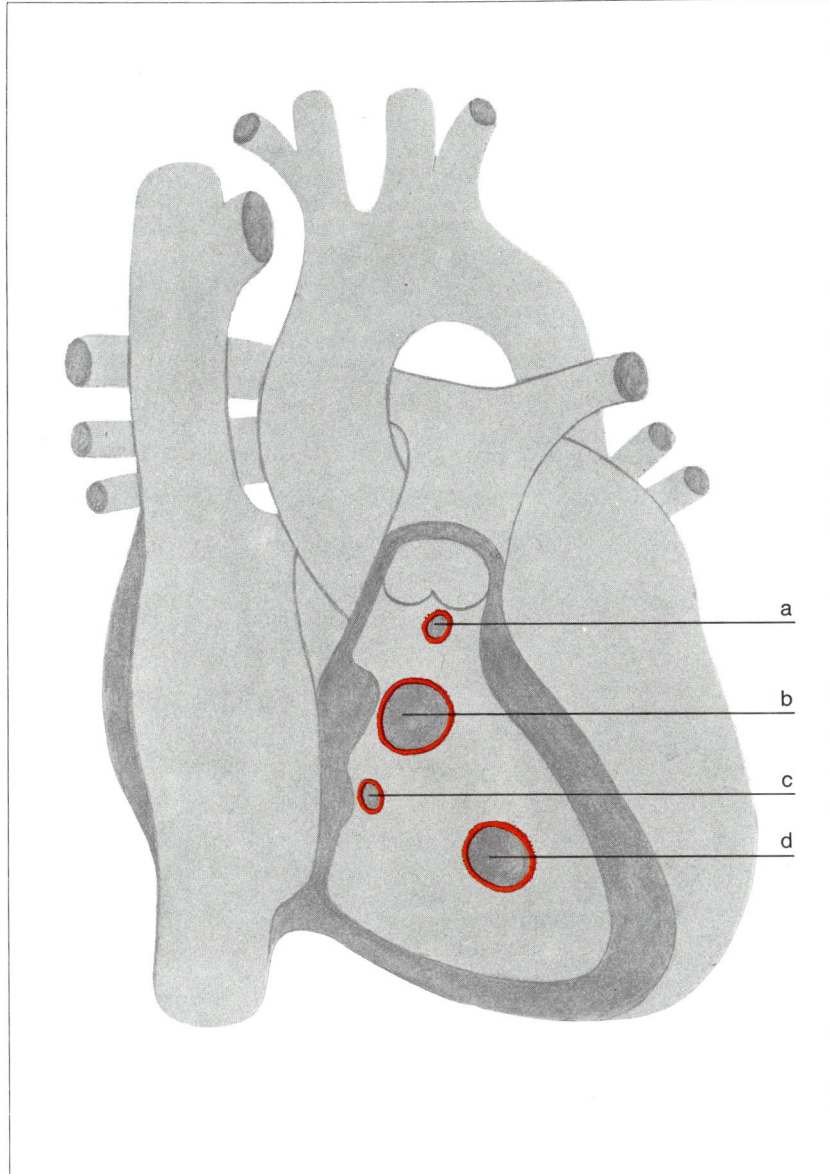

Abb. 23
Ventrikelseptumdefekte;
a) subvalvulärer
(supracristaler) Defekt
b) im membranösen
Septum von wechselnder
Größe
c) Defekt unter dem
septalen Tricuspidalsegel
d) Defekt im muskulären
Septum.

Ventrikelseptumdefekte sind häufig vergesellschaftet mit anderen angeborenen Herzläsionen (ASD, Pulmonalstenose, Transposition der großen Gefäße, Aortenisthmusstenose).

Ohne dem aufgezeichneten Typenschema zu entsprechen, begleiten sie die *Fallot*sche Tetralogie und gehören gewissermaßen zwangsläufig zum pathologisch anatomischen Bild des Truncus arteriosus communis und der Tricuspidalatresie. Ausnahmslos sind Ventrikelseptumdefekte beim totalen AV-Kanal und fast regelmäßig bei der korrigierten Transposition der großen Gefäße anzutreffen (siehe Seite 96 und 103).

(siehe Seite 96 und 103)

Pathohämodynamik Grundsätzlich besteht zunächst ein Links-Rechts-Shunt, der zu einer vermehrten Lungendurchblutung und zu einer Linksherzbelastung führt. In Abhängigkeit von der Shuntgröße kann sich aus der zunächst flußbedingten eine widerstandsbedingte pulmonale Hypertonie entwickeln. Endstadium ist das sogenannte *Eisenmenger*-Syndrom. Bei Säuglingen mit großen Ventrikelseptumdefekten bildet sich die natürliche postnatale pulmonale Hypertonie gelegentlich nicht zurück, sondern bleibt infolge der angeborenen pathohämodynamischen Situation bestehen (7).

Defekte, die lediglich einen Links-Rechts-Shunt unter 30 % bewirken schließen sich in etwa 20 % der Fälle spontan. Bei diesen Defekten ist zwar die Gefahr einer Endokarditis gegeben, sie wird im allgemeinen aber überschätzt (7).

Klinische Befunde Das klinische Bild hängt entscheidend von der Größe des Ventrikelseptumdefektes ab. Während kleine Defekte, abgesehen vom auskultatorischen Befund, keine ernsten Symptome bewirken, haben mittelgroße und insbesondere große Defekte in Abhängigkeit vom Links-Rechts-Shunt Gedeih- und Wachstumsstörungen, Anfälligkeit für pulmonale Infekte und möglicherweise alle Stadien der kardialen Dekompensation zur Folge. Bei frühkindlicher Herzvergrößerung kann es zu einem sogenannten Herzbuckel kommen.

In der Regel tastet man bei kleinen und mittelgroßen Defekten ein systolisches Schwirren über dem linken Präkordium. Je größer der Defekt, desto hyperaktiver wird das Herz und teilt seine Pulsation – palpatorisch erkennbar und äußerlich sichtbar – dem Präkordium mit, während das Geräusch eher geringer wird. Auskultatorisch und phonokardiografisch ist ein pansystolisches Geräusch im 2. bis 4. ICR links wahrnehmbar. Kleine Defekte erzeugen ein hochfrequentes, scharfes Geräusch, während dieses mit zunehmender Defektgröße niederfrequenter und weicher wird. Mit steigender pulmonaler Hypertonie entwickelt sich eine Spaltung des 2. Herztones unter Betonung des pulmonalen Segmentes, und das systolische Geräusch – bedingt durch die Ventrikelseptumdefekte – bildet sich entsprechend zurück. Im EKG zeichnen sich bei kleinen und mittelgroßen Defekten als Ausdruck der Linksherzbelastung Veränderungen im Sinne einer mehr oder weniger ausgeprägten Linkshypertrophie ab. Große Defekte führen schließlich zur Manifestation eines pulmonalen Hochdrucks, wobei in zunehmendem Maße Rechtshypertrophiezeichen auftreten. Atrioventrikuläre Überleitungsstörungen sind möglich.

Die Herzkatheterisierung gibt Aufschluß über das Shuntvolumen und die Druckverhältnisse im Herzen. Sie trägt zur Bestimmung des Lungengefäßwiderstandes bei und läßt zu einer klaren Indikation zur Operation kommen. Angiografisch ist die Lokalisation des Defektes möglich, ebenso wie ein Rückschluß auf das Shuntvolumen.

Kindliche Patienten mit kleinen Ventrikelseptumdefekten, bei denen lediglich ein Shuntvolumen von 30 % oder weniger besteht (Morbus *Roger*) und bei denen die Druckwerte im Herzen noch normal sind, benötigen keine Operation. Bleibt der Defekt auch jenseits des 20. Lebensjahres offen, ist dennoch ein Eingriff wegen der Endokarditisgefahr und der mit steigendem Alter zunehmenden Linksherzbelastung zu erwägen. Große Ventrikelseptumdefekte mit leicht erhöhtem Lungengefäßwiderstand (Quotient Lungengefäßwiderstand = Rp : Systemgefäßwiderstand = Rs) stellen eine klare Operationsindikation dar (29). Auch wenn der Lungengefäßwiderstand deutlich erhöht ist und der Quotient Rp zu Rs zwischen 0,45 und 0,75 liegt, ist die Operationsindikation klar. Bei einem Verhältnis zwischen Lungen- und Systemgefäßwiderstand zwischen 0,75 bis 0,9 kann eine Operation noch in Erwägung gezogen werden. In solchen Fällen ist es jedoch nicht mehr abzuschätzen, ob ein Verschluß des Defektes eine klinische Besserung bringen wird, oder ob ein Fortschreiten des pulmonalen Hochdrucks zu einem progressiven Rechtsherzversagen führen wird.

Übersteigt der Quotient zwischen Lungen- und Gefäßwiderstand 0,9, so liegt eine absolute Kontraindikation zur Operation vor (29). Die Diskussion, ob Säuglinge mit großem Ventrikelseptumdefekt und pulmonaler Hypertonie zunächst palliativ operiert oder früh korrigiert werden sollen, ist noch nicht abgeschlossen. Vieles spricht derzeit für die Frühkorrektur in tiefer Hypothermie (5).

Nach Einleitung der extrakorporalen Zirkulation und orientierender Austastung des rechten Herzens durch das Herzohr bieten sich in Abhängigkeit von der Lokalisation der Defekte zwei Zugänge für deren Verschluß an. Der Weg durch den rechten Vorhof oder der durch den rechten Ventrikel. Der Verschluß des selten vorkommenden subpulmonalen Ventrikelseptumdefektes (Typ I), der im Bereich des Ausflußtraktes des rechten Ventrikels liegt, erfolgt nach Eröffnung des rechten Ventrikels entweder durch direkte Naht oder durch einen Kunststofflicken, der zumeist fortlaufend eingenäht werden kann.

Die kleineren der hohen, im Einflußtrakt des rechten Ventrikels liegenden Defekte vom Typ II, die sich entweder im membranösen Anteil des Septums oder unterhalb, teilweise hinter dem septalen Segel der Tricuspidalklappe im muskulären Septum, befinden, können vom rechten Vorhof aus verschlossen werden.

Größere Defekte des Typs II, die in das muskuläre Septum hineinragen, müssen vom Ventrikel aus mit einem Kunststofflicken, der fortlaufend oder mit Einzelknopfnähten eingenäht wird, verschlossen werden. Dabei sollten im Bereich der unteren Zirkumferenz die Nähte parallel zum Defektrand gestochen werden, um eine Läsion des hier vorbeiziehenden Reizleitungssystems zu vermeiden.

Die Mehrzahl der Ventrikelseptumdefekte des Typs III ist ebenfalls vom Vorhof anzugehen, da sie direkt unter dem septalen Tricuspidalsegel liegen. Je nach Größe ist eine direkte Naht oder ein Verschluß mittels eines Kunststoffflickens möglich.

Ventrikelseptumdefekte vom Typ IV in den muskulären Anteilen des Septums werden in der Regel von einer Ventrikulotomie aus anzugehen sein. Um ein Durchschneiden der Nähte durch das weiche Myokard zu verhindern, werden diese zweckmäßig über Teflonstückchen gelegt (77). Problematisch kann der Verschluß multipler Defekte im muskulären Septum sein.

Als palliativer Eingriff bei großen Ventrikelseptumdefekten mit ausgeprägter pulmonaler Hypertonie, vor allem im Säuglingsalter, bietet sich die künstliche Stenosierung der Pulmonalarterie mittels eines 3 bis 4 mm breiten Kunststoffbändchens aus Teflon an. Damit wird die vermehrte Lungendurchblutung reduziert und die Lungenstrombahn vor dem Auftreten einer pulmonalen Hypertonie geschützt. Diese palliative Maßnahme wird auch als Pulmonalisbändelung bezeichnet. Nach der Stenosierung sollte der Druck im distalen Pulmonalissegment auf mindestens die Hälfte des rechtsventrikulären Druckes gesenkt sein. Infolge der Verminderung des Links-Rechts-Shuntes steigt der Systemdruck um 10 bis 30 mmHg schon während der Operation an (31).

Ergebnisse

Der Verschluß eines Ventrikelseptumdefektes führt unter Normalbedingungen zu einer Normalisierung der hämodynamischen Verhältnisse, insbesondere des Druckes im rechten Ventrikel. Das Operationsrisiko liegt zwischen etwa 1 % bei kleineren Defekten und 5 % bei großen Defekten, bei denen schon ein gewisser pulmonaler Hochdruck besteht (32). Mit zunehmender pulmonaler Hypertonie steigt die Operationsletalität an. Die Spätergebnisse werden von dem nicht voraussehbaren Verlauf bzw. der Entwicklung der Lungengefäßveränderungen und des pulmonalen Hochdruckes beeinflußt.

6.3.4 Cor triatriatum

Das Cor triatriatum weist pathohämodynamisch gewisse Ähnlichkeiten mit einer kongenitalen supravalvulären diaphragmatischen Mitralstenose auf. Pathologisch-anatomisch wird der linke Vorhof durch ein Septum mit unterschiedlich weiter zentraler Öffnung in ein Lungenvenenfach und in eine dem linken Vorhof funktionell entsprechende Kammer gespalten, die in das Mitralostium einmündet. Das Ausmaß der Öffnung in der vorhoftrennenden Membran bestimmt den Grad der begleitenden pulmonalen Hypertonie, so daß gegebenenfalls schon im Säuglings- oder Kleinkindesalter operiert wer-

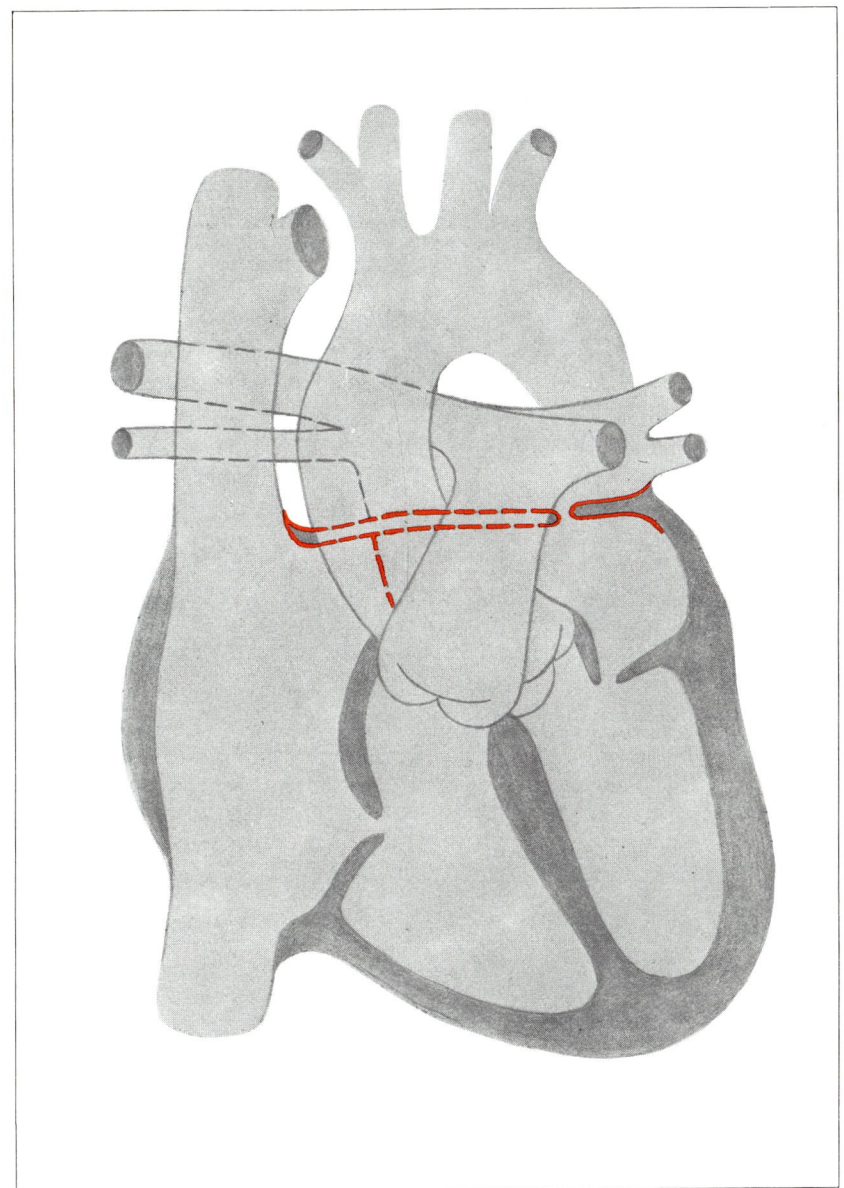

Abb. 24
Cor triatriatum: der linke Vorhof ist durch eine Membran, die gewöhnlich nur eine kleine Öffnung hat, geteilt. U.U. besteht ein Vorhofseptumdefekt, über den sich das Lungenvenenfach über den rechten Vorhof nach links entleert.

den muß. Bisweilen verbindet Lungenvenenfach und rechten Vorhof ein Defekt, der als Überlaufventil wirkt und die akute Symptomatik dämpft. Die Operation besteht in der Exzision der Membran und dem Verschluß eines möglicherweise vorliegenden Vorhofseptumdefektes. Das Operationsergebnis hängt im wesentlichen von dem Ausmaß und der Rückbildungsfähigkeit der pulmonalen Hypertonie ab. Ist diese noch nicht fixiert, entspricht das Risiko etwa dem der Operation beim Ostium-secundum-Defekt.

6.3.5 Lungenvenenfehlmündungen

Vorbemerkungen Die Lungenvenenfehlmündungen gliedern sich in eine partielle und in eine totale Form. Grundsätzlich ist die hämodynamische Situation dadurch gekennzeichnet, daß das Lungenvenenblut keinen Anschluß an den linken Vorhof gewinnt. Bei der partiellen Form ergießt sich vornehmlich das Blut der rechten Lunge ventral eines Vorhofseptumdefektes in den rechten Vorhof. Wie bereits im Kapitel Vorhofseptumdefekte erwähnt, ist die partielle Form der Lungenvenenfehlmündungen in der Regel vergesellschaftet mit einem Sinus-venosus-Defekt, wobei zumeist die Lungenvenen des rechten Ober- und gelegentlich auch die des Mittellappens fehlmünden. In diesem Zusammenhang sind die betreffenden Lungenvenenfehlmündungen nicht selten im vorhofnahen Anteil der rechten oberen Hohlvene lokalisiert. Hin und wieder ist auch ein Vorhofseptumdefekt vom Secundumtyp mit einer partiellen LVF verbunden. In einem solchen Fall sind jedoch die Fehlmündungen im Bereich des rechten Vorhofes zu finden. Selten können auch die linken Lungenvenen isoliert in die V. anonyma münden.

Eine Ausnahme bildet die isolierte Lungenvenenfehlmündung ohne Vorhofseptumdefekt. Diese betrifft fast regelmäßig die rechte untere und gelegentlich auch die Mittellappenvene. Eine derartig gestaltete Mißbildung geht gelegentlich mit einer Sequestration des entsprechenden fehldrainierenden rechten Lungenlappens einher und wird als *Scimitar*-Syndrom[*] bezeichnet. Erklärend ist hinzuzufügen, daß bei der Sequestration die Lungenlappen arteriell nicht von der Pulmonalarterie, sondern von der Aorta, zumeist durch paarig angelegte Arterien, direkt versorgt werden, was freilich eine pulmonale Hypertonie in den betreffenden Lungenabschnitten zur Folge hat.

Bei der totalen Lungenvenenfehlmündung wird das gesamte Lungenvenenblut in das rechtskardiale bzw. parakardiale System drainiert.

Man unterscheidet einen suprakardialen, einen kardialen und einen infrakardialen Typ (6, 54).

Suprakardial total fehlmündende Lungenvenen geben ihr Blut in ein Sammelgefäß ab, das etwa die Größe einer entsprechenden Hohlvene besitzt und dorsal der Hinterwand des linken Vorhofes horizontal verläuft. Dieses Sammelgefäß entleert sich über ein `vertikal, im linken Mediastinum verlaufendes Gefäß in die Vena anonyma, die ihrerseits in die rechte obere Hohlvene mündet.

Der infrakardiale Typ der totalen Lungenvenenfehlmündung ist gekennzeichnet durch eine direkte Kommunikation zum rechten Vorhof oder zum Sinus coronarius.

---

[*] Scimitar = Türkendolch, wegen der Form der Schattenbildung im Röntgenbild.

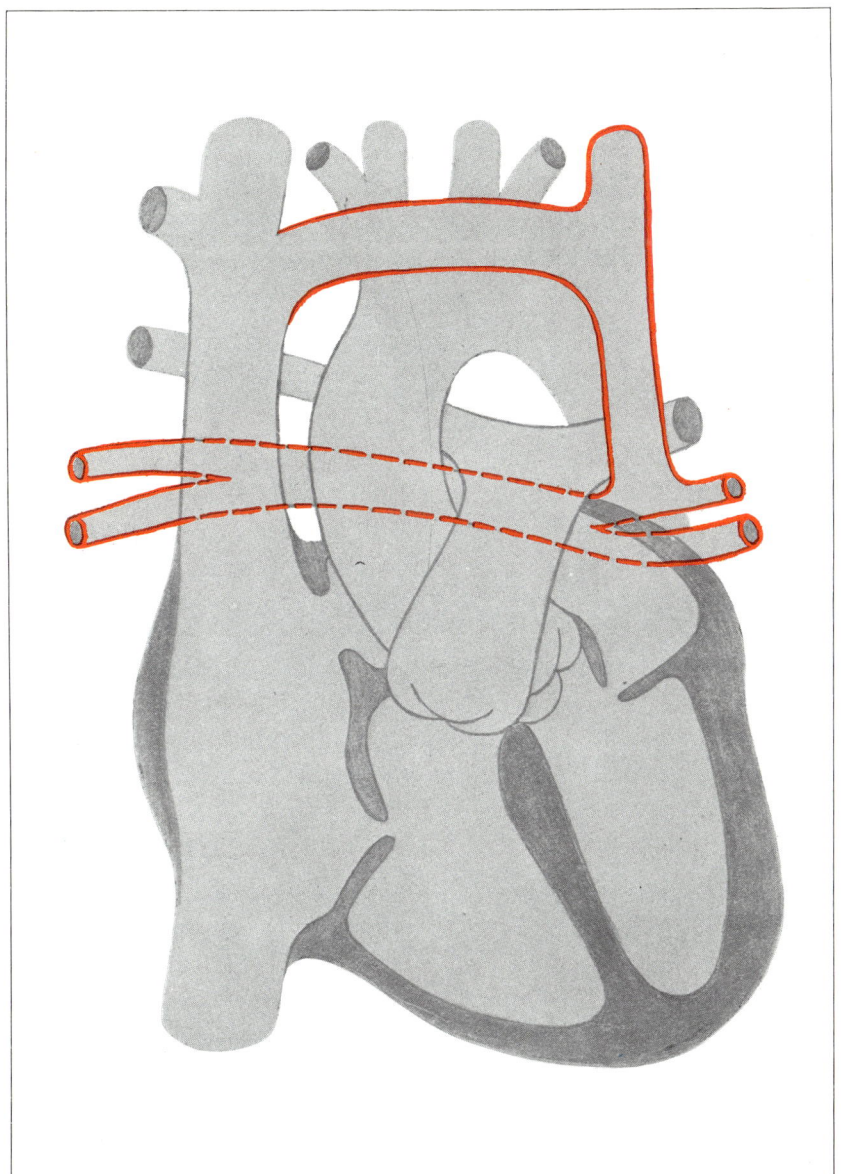

Abb. 25
Totale Lungenvenen-
fehlmündung,
suprakardialer Typ: alle
Lungenvenen münden
über ein Sammelgefäß in
die rechte obere
Hohlvene.

Beim infrakardialen Typ wird das lungenvenöse Blut über ein entsprechendes
Sammelgefäß – ähnlich der suprakardialen Läsion – in die vorhofnahe untere
Hohlvene abgegeben.

Eine partielle Lungenvenenfehlmündung entspricht den Verhältnissen des   Pathohämodynamik
Vorhofseptumdefektes und bedarf hier keiner Erörterung (siehe Seite 71).
Bei der totalen Lungenvenenfehlmündung kommt es zu einer totalen Durch-

Abb. 26
Totale Lungenvenen-
fehlmündung, kardialer
Typ: die Lungenvenen
münden entweder über
ein eigenes
Lungenvenenfach oder
über den Koronarsinus in
den rechten Vorhof,
wobei über einen
Vorhofseptumdefekt eine
Verbindung zum linken
Vorhof besteht.

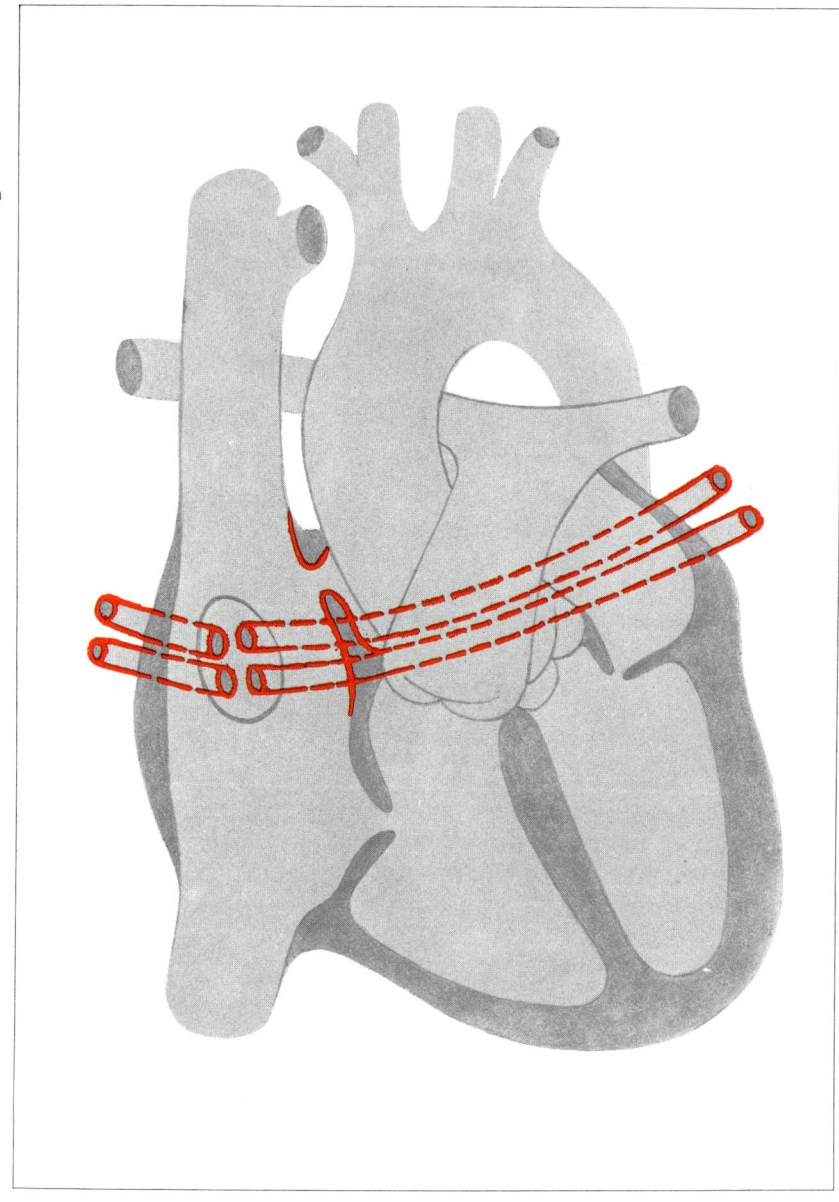

mischung des zentralvenösen mit dem arterialisierten Lungenvenenblut. Eine
Lebensfähigkeit ist nur gegeben, wenn gleichzeitig ein Vorhofseptumdefekt
besteht. Über diesen erhält der linke Ventrikel Mischblut. Patienten mit dieser Mißbildung bringen daher immer einen gewissen, allerdings nur leichten
Grad von Zyanose mit. Infolge der lungenvenösen Einflußstauung kommt es
frühzeitig zu einer pulmonalen Hypertonie, wodurch die Operationsindikation bereits im Säuglings- oder Frühkindesalter gegeben ist.

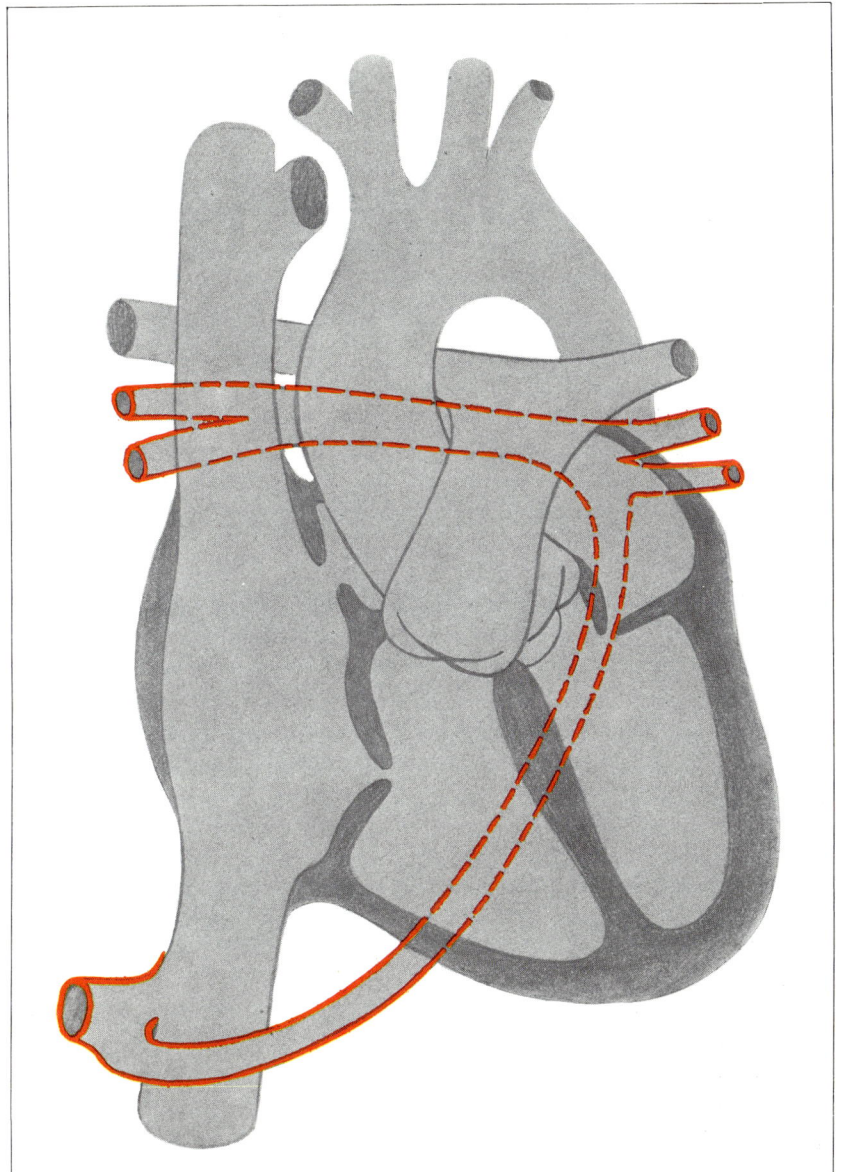

Abb. 27
Totale Lungenvenen-
fehlmündung,
infrakardialer Typ: alle
Lungenvenen münden
über ein Sammelgefäß in
die untere Hohlvene.

Die totale Lungenvenenfehlmündung ist die vierthäufigste kongenitale Herz-   **Klinisches Bild**
mißbildung, die eine Zyanose bedingt. Infolge des großen Lungendurchflus-
ses sind die kleinen Patienten schon früh progredient kardial dekompensiert.
Ein Herzgeräusch im Sinne eines Systolikums kann vorhanden sein. Röntgenologisch findet sich bei dem am häufigsten vorkommenden suprakardialen
Typ eine Verbreiterung des oberen Mediastinums nach beiden Seiten, die
eine typische Herzsilhouette bewirkt (Achterform oder Schneemannfigur).

Falls eine lungenvenöse Einflußstauung besteht, sind entsprechende kongestive Veränderungen wahrnehmbar. Das Herz ist infolge des großen Links-Rechts-Shunts rechts verbreitert und die Lungengefäßzeichnung vermehrt.

Indikation zur Operation Wegen der hohen Spontanletalität bei Säuglingen und Kleinkindern mit totaler LVF, die weit über 50 % beträgt, wird der Chirurg von seiten des Kardiologen immer gedrängt, in jedem Fall den Versuch einer Korrektur zu unternehmen. Die konservative medizinische Behandlung kann nicht zur Besserung des schweren Krankheitsbildes beitragen. Seit der Einführung der tiefen Hypothermie (6) ergeben sich bessere Möglichkeiten und Chancen, bereits im Säuglingsalter eine Korrektur des Fehlers vorzunehmen.

Chirurgische Technik Das Ziel der chirurgischen Behandlung ist, das lungenvenöse Blut direkt in den linken Vorhof zu drainieren, den präkorrektiv lebenserhaltenden Vorhofseptumdefekt zu verschließen und die Gefäßkommunikation zu ligieren, die die lungenvenöse mit der systemvenösen Strombahn auf verschiedenen, nach rechtsatrial gerichteten Umwegen verbindet. Bei der partiellen Form geschieht das rechts gleichzeitig mit der Korrektur des Vorhofseptumdefektes. Links kann man die in die V. anonyma fehlmündenden Lungenvenen abtrennen und in das linke Herzohr implantieren.

Beim suprakardialen Typ der totalen Lungenvenenfehlmündung läßt sich dieses operative Konzept durch eine direkte Anastomisierung zwischen der Rückwand des linken Vorhofes und dem retrokardial gelegenen Lungenvenensammelgefäß bei gleichzeitigem Verschluß des Vorhofseptumdefektes und Ligatur der Vena verticalis durchführen.

Die Anastomosierung zwischen linker Vorhofhinterwand und Lungenvenensammelgefäß kann auf zwei Wegen geschehen. Einmal wird nach Luxation des Herzens aus dem Herzbeutel nach rechtskranial die Verbindung nach Längsinzision der Vorhofhinterwand und des Sammelgefäßes direkt geschaffen, übrigens eine Methode die mitunter durch partielle Abklemmung beider zu verbindenden Herzgefäße auch ohne Herz-Lungen-Maschine zu bewerkstelligen ist. Zum anderen kann die Anastomose zwischen linkem Vorhof und dem lungenvenösen Sammelgefäß auch durch den rechten Vorhof – nötigenfalls nach Vergrößerung des vorhandenen Vorhofseptumdefektes – hergestellt werden. Dieses Vorgehen ist naturgemäß nur mit Hilfe der extrakorporalen Zirkulation möglich und gilt als Methode der Wahl, zumal man nur mit ihrer Hilfe einen Einblick in die Vorhofsituation gewinnen kann.

Der kardiale Typ der totalen Lungenvenenfehlmündung erfordert lediglich eine Flickenplastik, wobei nach Resektion eines etwa trennenden Sporns das Lungenvenenblut in den linken Vorhof geleitet wird. Beide Vorhöfe werden schließlich durch die Plastik getrennt. Falls das Lungenvenenblut in den Sinus coronarius einmündet, wird derselbe in Richtung zum linken Vorhof durch Inzision des Vorhofseptums erweitert und in die Flickenplastik mit einbezogen, die gleichzeitig auch den Vorhofseptumdefekt verschließt (48).

Der infrakardiale-supradiaphragmatische Typ der totalen Lungenfehlmündung ist operativ ähnlich zu handhaben wie der suprakardiale Typ. Hier muß ebenfalls das retrokardial lokalisierte Lungenvenensammelgefäß mit der Hinterwand des linken Vorhofs anastomosiert und die lungensystemvenöse Kommunikation, die noch supradiaphragmatisch gelegen ist, unterbunden werden.

Sie hängen im wesentlichen vom Alter, aber auch vom Ausbildungsgrad und der Rückbildungsfähigkeit der pulmonalen Hypertonie ab. Die dosierte Überdruckbeatmung nach der Operation ist im Falle eines begleitenden Hochdrucks eine entscheidende Maßnahme. Weiterhin wird der postoperative Verlauf maßgeblich dadurch bestimmt, ob die Anastomose zwischen dem linken Vorhof und dem lungenvenösen Sammelgefäß weit genug ist. Darüber hinaus spielt das hypoplastische Linksherzsyndrom, welches die totale Lungenvenenfehlmündung aufgrund ihrer eigenen Pathohämodynamik begleitet, als postoperative Komplikation eine Rolle, wenn sie auch freilich überschätzt wird. Aufgrund dieser Bedingungen läßt sich das Operationsrisiko nicht in Prozenten ausdrücken. Bei Gelingen der Operation führt jedoch ein korrigierender operativer Eingriff zu einer weitgehenden Normalisierung der hämodynamischen Verhältnisse, so daß die Spätergebnisse insgesamt als gut zu bezeichnen sind.

Ergebnisse

6.3.6 Sonderformen, VSD und Aorteninsuffizienz

Infolge einer Strukturschwäche des Aortenklappenapparates entwickelt sich bei gleichzeitig vorhandenem hochsitzenden Ventrikelseptumdefekt gelegentlich eine Aorteninsuffizienz, die durch den Prolaps einer Tasche in den Defekt zustande kommen kann (etwa 5 % aller VSD-Fälle). Vorwiegend prolabiert die rechte Aortentasche, die am kranialen Rand des Conusseptums befestigt ist. Aus diesem Grunde tritt das Syndrom Ventrikelseptumdefekt mit Aorteninsuffizienz auch hier beim subpulmonalen VSD auf. Nicht selten ist mit dem Prolaps der rechten Tasche eine Erweiterung des entsprechenden Sinus *Valsalvae* verbunden.

Nachdem das Krankheitsbild zunächst von einem Links-Rechts-Shunt auf hoher Ventrikelebene gekennzeichnet ist, kann der Shunt durch zunehmenden Prolaps der rechten Tasche in den Defekt kontinuierlich abnehmen. Dafür tritt dann die Aorteninsuffizienz in den Vordergrund. Diese ist dann auch zunehmend bestimmend für die Wahl des Zeitpunkts der Operation. Ein vermehrter Reflux in den linken Ventrikel mit erhöhtem enddiastolischen Druck und einer ausgeprägten Einengung der rechten Ausflußbahn durch die prolabierende Tasche bestimmen neben akuten hämodynamischen Veränderungen etwa durch Ruptur der Klappe den Zeitpunkt der Operation.

Beim subpulmonalen Defekt genügt es in der Regel nach Zurückstülpen der prolabierten Aortentasche in den linksventrikulären Ausflußtrakt, den Defekt direkt zu verschließen. Falls der Defekt etwa Pfenniggröße überschreitet,

Operative Maßnahmen

sollte dies mit einem Kunststofffflicken geschehen, um Verziehungen im Bereich der linken und rechten Ausflußbahn zu vermeiden. Mitunter genügt allein der Defektverschluß, um die Aortenklappe kompetent zu machen. Bleibt eine hämodynamisch wirksame Aorteninsuffizienz bestehen, sollte eine transaortal vorgenommene Valvuloplastik in Betracht gezogen werden. Diese ist in der Regel eine vorübergehende, die Kindheit überbrückende Maßnahme, da sie meistens keine vollständige dauerhafte Klappenschlußfähigkeit bewirkt. Gelingt es nicht, eine befriedigende Schlußfähigkeit der Aortenklappe zu erzielen, muß ein künstlicher Klappenersatz erfolgen.

Ergebnisse

Die Vielgestaltigkeit der Läsionen läßt kein standardisiertes operatives Vorgehen zu, so daß das Operationsrisiko nicht sicher abwägbar ist. Es dürfte um 5–10 % liegen, je nachdem, wie gut eine Klappenplastik gelingt, oder ob ein Klappenersatz erforderlich ist. Dabei ist zu sagen, daß der primäre Klappenersatz wahrscheinlich eine geringere Letalität hat, dafür ist aber die Morbidität größer. Langzeitergebnisse sind in jedem Fall von der Klappenfunktion bzw. von dem Verhalten der künstlichen Herzklappe abhängig.

Sinus-Valsalvae-Aneurysma

Vorbemerkungen

Die Sinus von *Valsalva* liegen im Bereich der Aortenwurzel und bilden in Fortsetzung der Aortenwand die konkave Begrenzung der drei Taschenklappen. Die jeweiligen Sinus sind nach kranial durch eine zarte Leiste von der Aorta ascendens abgesetzt.

Übermäßige Ausbuchtungen der intrakardial gelegenen Sinus, die divertikelartige Formen annehmen können, dringen in das jeweils benachbarte Herzgewebe ein und vermögen grundsätzlich in jede der 4 Herzhöhlen zu perforieren.

In 95 % der Fälle sind der rechte Sinus und die rechte Hälfte des nichtkoronaren Sinus Ausgangsort der Aneurysmen (54). Der linke Sinus ist selten befallen. Aneurysmenbildungen in seinem Bereich können zur Kompression der linken Koronararterie mit Infarktsymptomatik führen. Darüber hinaus ist bei Aneurysmenbildung des linken Sinus die direkte Perforation durch den dorsalen linken oberen Ausflußtrakt in den Herzbeutel mit dem Symptombild einer akuten Herztamponade gegeben (123). Perforationen in die Pulmonalarterie werden beschrieben, sind aber extrem selten. Aneurysmen des nichtkoronaren Sinus stülpen sich in der Regel in den rechten Vorhof, weniger in den rechten Ventrikel aus. Die vom rechten Sinus ausgehenden Aneurysmen sind gelegentlich mit einem hochsitzenden Ventrikelseptumdefekt und einer Aorteninsuffizienz vergesellschaftet.

Das intraseptale oder interventrikuläre, vom rechten Sinus entspringende Aneurysma kann durch Zerschichtung des muskulären Kammerseptums Anschluß an die linke Ventrikelhöhle gewinnen. Dadurch entsteht ein aorto-linksventrikulärer Tunnel. Diese seltene Entwicklungsform ist durch eine Auftreibung an der Vorderseite der Herzbasis zu erkennen.

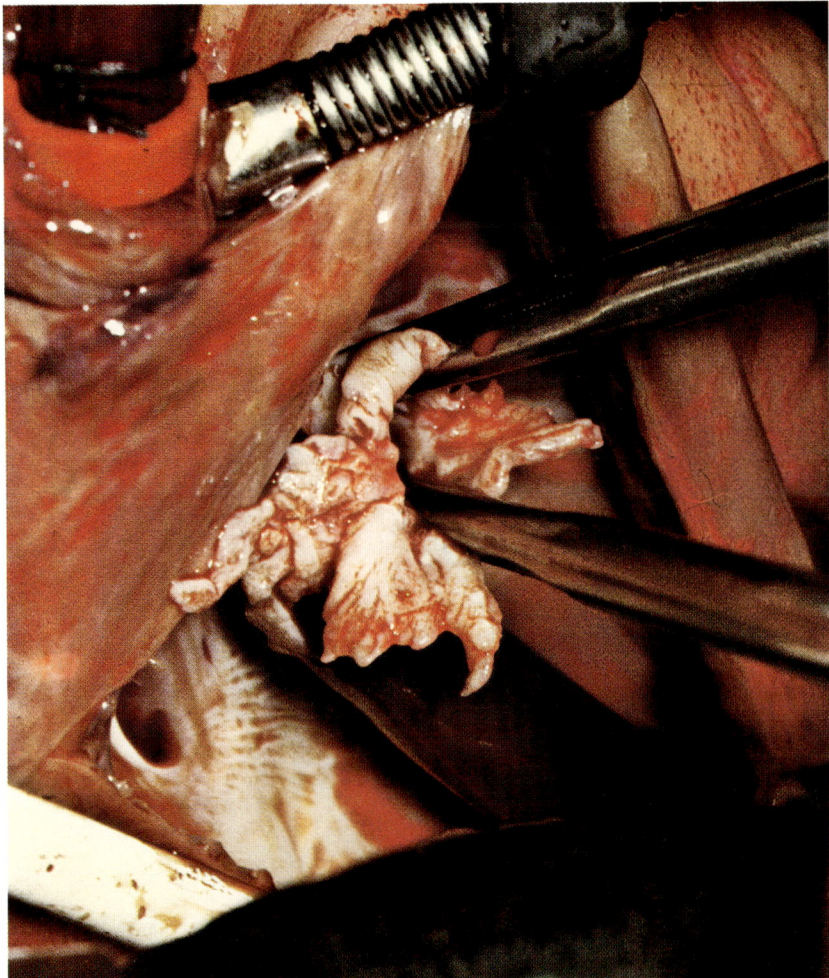

Abb. 28
In den rechten Vorhof
perforiertes Sinus-
Valsalvae-Aneurysma.
Man erkennt die Reste
des Aneurysmasackes und
die Öffnung nach der
Aorta.

Die klinische Symptomatik bleibt im Falle isoliert auftretender Aneurysmen meist stumm. Es wird in der Regel als Zufallsbefund entdeckt, wenn zusätzliche Läsionen in Form der Aorteninsuffizienz, eines Ventrikelseptumdefektes oder einer Einengung des rechten Ausflußtraktes eine Herzkatheteruntersuchung erforderlich machen.

Erst wenn sich in Abhängigkeit von der Ausbreitungsrichtung des Aneurysmas eine massive Perforation einstellt, tritt ein entsprechend schweres Symptombild auf. Am häufigsten erfolgt eine Perforation des vom rechten Sinus ausgehenden Aneurysmas in den rechten Vorhof. Der Einbruch in ein Niederdrucksystem führt zu einem massiven Links-Rechts-Shunt mit einem nachfolgenden Rechtsherzversagen. Es entwickelt sich sofort ein schweres Krankheitsbild mit Kollapserscheinungen und Dyspnoe, das einer unmittelbaren operativen Behandlung bedarf. Auskultatorisch ist gewöhnlich ein sy-

Klinisches Bild

93

stolisch-diastolisches Dauergeräusch ähnlich dem beim Ductus Botalli oder aortopulmonalen Fenster festzustellen.

Operative Maßnahmen

Umschriebene Dissektionen von Aneurysmen der Sinus von *Valsalva* werden transaortal angegangen, indem die Ränder im gesunden Gewebe direkt mit Nähten, eventuell durch Teflonstreifen verstärkt, vereinigt werden (132).

Im Falle einer Perforation wird jeweils die Herzhöhle eröffnet, in die der Aneurysmasack perforiert ist. Meistens sind der rechte Vorhof, weniger häufig der rechte Ventrikel, befallen. Nach Eröffnung der Herzhöhle sollte das Aneurysma an der Basis abgetragen und im gesunden Gewebe vernäht werden. Falls beim Verschluß der defekten Aneurysmawand die Gewebszugehörigkeit nicht sicher auszumachen ist, empfiehlt es sich, die Aorta zu eröffnen, um die topografischen Gegebenheiten aufzudecken und, wenn nötig, auch noch die Eintrittspforte einer gangartigen aneurysmatischen Aussackung zu verschließen.

Die nur gelegentlich vorkommenden interventrikulären septalen Aneurysmen sind stets vom rechten Ventrikel anzugehen.

Ist ein Sinus-Valsalvae-Aneurysma mit einem Ventrikelseptumdefekt und einem Prolaps einer Aortentasche verbunden (siehe Seite 91), kann es erforderlich werden, einen Aortenklappenersatz in Erwägung zu ziehen.

Falls keine akute Ruptur eines Sinus-Valsalvae-Aneurysmas vorliegt, die sofort zu einem akuten Cor pulmonale und zu einem schweren Rechtsherzversagen führt, bleibt das Operationsrisiko gering und dürfte weit unter 5 % liegen. Die Spätergebnisse sind durchweg gut.

LUTENBACHER-Syndrom

Als *Lutenbacher*-Syndrom wird eine Herzfehlerkombination von Ostium-secundum-Defekt und einer angeborenen oder erworbenen Mitralstenose bezeichnet. Die Symptomatik entspricht einem Fehler mit großem Links-Rechts-Shunt auf Vorhofebene. Während sie bei Vorliegen einer angeborenen Mitralstenose schon früh im Kindesalter symptomatisch wird, kann sich die erworbene Form der Mitralstenose jederzeit auf rheumatischer Grundlage entwickeln. Infolge des Strömungshindernisses zwischen linkem Vorhof und linkem Ventrikel übersteigt der Links-Rechts-Shunt das normale Maß bei weitem und kann frühzeitig zur pulmonalen Hypertonie führen. Andererseits stellt der Vorhofseptumdefekt auch eine Art Entlastungsventil dar, durch das der erhöhte links-atriale Druck in das Zuflußgebiet des rechten Ventrikels abgeleitet wird. Auf diese Weise wird der Rückstau im Lungenkreislauf gemindert (128).

Klinisches Bild

Die Symptomatik entspricht eher der des großen Vorhofseptumdefektes als der einer Mitralstenose. Im EKG besteht eine Rechtshypertrophie, die links-ventrikulären Potentiale sind eher schwach ausgeprägt. Auch röntgenologisch entspricht das Bild dem des Vorhofseptumdefektes. Das Herz ist groß, die Lungendurchblutung stark vermehrt. Die Leistungsfähigkeit der Patienten ist deutlich herabgesetzt. Angiographisch ist die Beurteilung der Klappenfunktion möglich. Aus diesem Befund, gegebenenfalls in Verbindung mit der Anamnese, ergeben sich Rückschlüsse auf die anatomischen Verhältnisse an der Mitralklappe.

Diese ist an sich immer gegeben, sofern kein fixierter pulmonaler Hochdruck vorliegt. Es muß jedoch immer bedacht werden, daß es bei Verschluß des Vorhofseptumdefektes unerläßlich ist, eine einwandfreie Mitralklappenfunktion herzustellen. Da angeborene Stenosen kaum jemals konservativ bzw. rekonstruktiv zu beseitigen sind, muß man den Ersatz der Mitralklappe durchaus in Betracht ziehen. Dementsprechend ist der Patient auf diese Möglichkeit hinzuweisen. Gerade bei Operationen im Kindesalter oder bei Heranwachsenden spielt diese Aufklärung eine große Rolle, wozu auch der Hinweis auf die Notwendigkeit einer postoperativen Antikoagulantien-Behandlung gehört. Gelingt es nicht, die Hämodynamik der Mitralklappe zu normalisieren, führt der Verschluß des ASD praktisch immer zu einem beträchtlichen Ansteigen des linken Vorhofdruckes und damit zum Lungenödem.

Operationsindikation

Die Behandlung entspricht der Beseitigung der Mitralstenose, also bei rheumatisch bedingten Klappenfehlern, gegebenenfalls einer offenen Kommissurotomie. Bei angeborenen Mitralklappenstenosen ist der Klappenersatz fast nie zu umgehen. Im übrigen wird der Vorhofseptumdefekt entweder direkt oder mit Hilfe eines Kunststoffflickens verschlossen (siehe Seite 74).

Chirurgische Technik

Die Ergebnisse hängen im wesentlichen vom Alter, dem Stadium der pulmonalen Hypertonie und dem Ausmaß der Normalisierung der Hämodynamik ab. In jedem Fall handelt es sich beim *Lutenbacher*-Syndrom um einen komplexen Herzfehler, dessen Operation Überraschungen mit sich bringen und mit einem beträchtlichen Risiko belastet sein kann.

6.4 Rechts-Links-Shunt-Vitien

6.4.1 Conotrunkale Mißbildungen

Unter den mit Cyanose einhergehenden Herzmißbildungen nehmen diejenigen, die auf eine Fehlentwicklung des Conus arteriosus zurückgehen den ersten Platz ein. Sie bilden eine Gruppe, in denen fließende Übergänge vorhanden sind, so daß eine eindeutige Klassifizierung oft schwierig ist. Im wesentlichen handelt es sich aber um zwei Krankheitsbilder, die zusammen etwa 25 % aller angeborenen Herzfehler ausmachen.

a) FALLOTsche Tetralogie

Mindestens seit dem 17. Jahrhundert bekannt (*Stensen*) wurde dieser komplexe Herzfehler 1888 von *Fallot* ausführlich beschrieben und die anatomischen Verhältnisse zu den klinischen Befunden in Beziehung gesetzt. Dabei wird ausdrücklich auf die mit dieser Mißbildung verbundenen Zyanose (Maladie bleu) hingewiesen. Das Krankheitsbild besteht
1. aus einem großen Ventrikelseptumdefekt der immer der Größe des Aortenostiums entspricht (*Edwards*) (53),
2. einer rechtsventrikulären Ausflußtraktobstruktion, die infundibulär (25 %), valvulär (15 %) oder kombiniert (60 %) sein kann,
3. einer Dextroposition der Aorta, auch als reitende Aorta bezeichnet,
4. einer Hypertrophie des rechten Ventrikels.

Hämodynamisch wirksam sind Ventrikelseptumdefekt und Ausflußtraktobstruktion. Die Dextroposition der Aorta trägt zur Einengung des rechtsventrikulären Ausflußtraktes bei. Die *Fallot*sche Tetralogie entsteht bis zur 7. Schwangerschaftswoche als typische Hemmungsmißbildung (siehe Seite 13). Ein Anhalt dafür, daß sie familiär gehäuft vorkommt, hat sich bis jetzt nicht ergeben (*Abbot)*.

Symptomatik und klinische Befunde

Hervorstechendes Kennzeichen ist in der Regel die meist seit Geburt bestehende zentrale Zyanose aufgrund eines Rechts-Links-Shunts. Infolge der Hypoxie kommt es zur Entwicklung von sogenannten Uhrglasnägeln bzw. in der fortgeschrittenen Form von Trommelschlegelfingern. Bei Vorhandensein einer infundibulären Stenose treten infolge temporärer Einschränkung der Blutzufuhr zum Gehirn hypoxisch bedingte Krampfanfälle auf. Ebenso nehmen diese Kinder eine charakteristische Hockstellung ein, die wahrscheinlich über eine Erhöhung des peripheren Gefäßwiderstandes zu einer vermehrten Lungendurchblutung und damit zu einer Besserung der Hypoxie führt. Beide Zeichen kommen in der Regel nur bei Vorliegen einer infundibulären Stenose vor. Bei mittel- bis hochgradiger Blausucht sind die Kinder körperlich oft unterentwickelt, gehäuft scheint es zum Auftreten einer Kyphoskoliose zu kommen, offenbar bedingt durch eine unterschiedliche Blutversor-

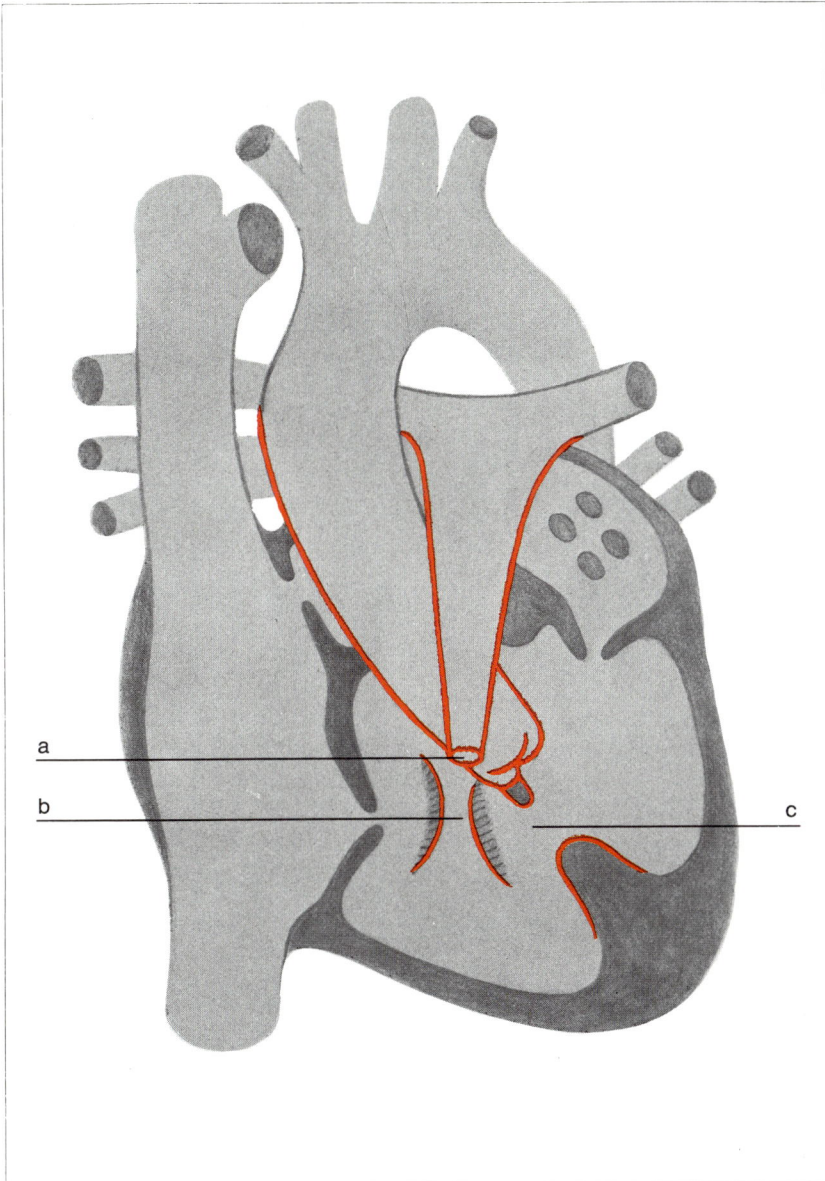

Abb. 29
FALLOTsche Tetralogie;
a) valvuläre
Pulmonalstenose;
b) infundibuläre
Pulmonalstenose;
c) Ventrikelseptumdefekt.

a

b

c

gung der Wirbelsäule. Die geistige Entwicklung ist meistens der Norm entsprechend, die körperliche Leistungsfähigkeit stark herabgesetzt.

Im EKG finden sich abgesehen von einem Rechtstyp keine charakteristischen Befunde. Das Phonokardiogramm zeigt das spindelförmige Geräusch der Pulmonalstenose, das auch auskultatorisch feststellbar ist. Röntgenologisch ergibt sich ein normal großes, mitunter auch etwas kleines Herz. Bei Vorliegen einer valvulären Stenose fehlt der Pulmonalisbogen, so daß die im

Röntgenbild als typisch beschriebene Holzschuhform (coeur en sabot) in Erscheinung tritt. Bei einer rein infundibulären Stenose zeichnet sich nicht selten ein kleiner Knick am lateralen Herzrand links ab. Die Lungengefäßzeichnung ist mehr oder weniger rarefiziert (klare Lungenfelder). Angiographisch erkennt man die nach rechts verlagerte Aorta. Bei Injektion in den rechten Ventrikel kommt es gleichzeitig zur Füllung von Aorta und Pulmonalis. So gut wie immer besteht ein mehr oder weniger großes Mißverhältnis zwischen der großen Aorta und der meist deutlich hypoplastischen Pulmonalarterie. Der Druck im rechten Ventrikel entspricht dem des Systemventrikels, der in der Pulmonalis ist deutlich herabgesetzt.

Indikation zur Operation Sie ist je nach Ausmaß der Symptome bald nach der Geburt oder bis spätestens zum Eintritt in das Schulalter zu stellen. Nach Möglichkeit wird man einen korrigierenden Eingriff im ersten Lebensjahr, zumindest aber in den ersten 6 Monaten vermeiden, da das operative Risiko außerordentlich groß ist. Eher kommt hier ein Palliativeingriff in Frage, wenn hypoxische Anfälle das Leben des Kindes bedrohen. Eine Palliativoperation muß man auch dann in Erwägung ziehen, wenn eine allzu hypoplastische Pulmonalarterie eine Trennung beider Kreisläufe in einer Sitzung verbietet. Das günstigste Lebensalter überhaupt für eine Korrektur dieses Fehlers ist wahrscheinlich das 3. bis 6. Lebensjahr.

Operatives Vorgehen
Palliativoperationen

Als Palliativeingriffe kommen aortopulmonale Shuntoperationen oder eine transventrikuläre Sprengung der verengten Pulmonalklappe bzw. die geschlossen oder offen durchgeführte Infundibulumresektion (*Brock* [3], *Sellors* [20]) in Frage. Leichter durchzuführen sind die verschiedenen Shuntoperationen, in erster Linie die *Blalock*sche Anastomose (2), eine Verbindung zwischen A. subclavia und rechtem oder linkem Pulmonalarterienast oder besonders bei kleinen Kindern auch eine Verbindung zwischen ascendierender Aorta mit der rechten Pulmonalarterie (*Waterston* [23] oder *Cooley* [8]). Bei letzterer Methode ist darauf zu achten, daß der rechte Pulmonalisast nicht spitzwinkelig an die Aorta herangezogen wird, da es sonst so gut wie immer zur Stenose, wenn nicht überhaupt zum Verschluß des Gefäßes kommt. Eine spätere Rekonstruktion ist dann unbedingt erforderlich, aber außerordentlich schwierig durchzuführen. Als weitere Komplikation kann es bei dieser Methode durch eine zu weite Anastomose zu einem zu großen Shuntvolumen kommen. Aus diesem Grunde ist auch die sogenannte *Pott*sche Anastomose (16), eine Verbindung zwischen der Aorta und der linken Pulmonalarterie, heute weitgehend verlassen. Am ehesten empfiehlt sich die Anastomose nach *Blalock-Taussig* (2). Zweckmäßigerweise wählt man bei normal absteigendem Aortenbogen die linke A. subclavia. Ihr Stamm ist länger und ihr Abstand zur Pulmonalarterie kürzer, so daß meistens eine spannungsfreie Anastomose mit Hilfe von 6–0 Einzelnähten durchführbar ist. Das gelegentlich beschriebene Abknicken der Arteria pulmonalis am Abgang und der Aorta ist so gut wie immer vermeidbar (siehe Seite 24).

Totalkorrektur

Die Korrektur einer *Fallot*schen Tetralogie wurde 1954 erstmals von *Lillehei* (88) durchgeführt. Seitdem wurde die Methode vielfach verbessert. (*Kirklin*

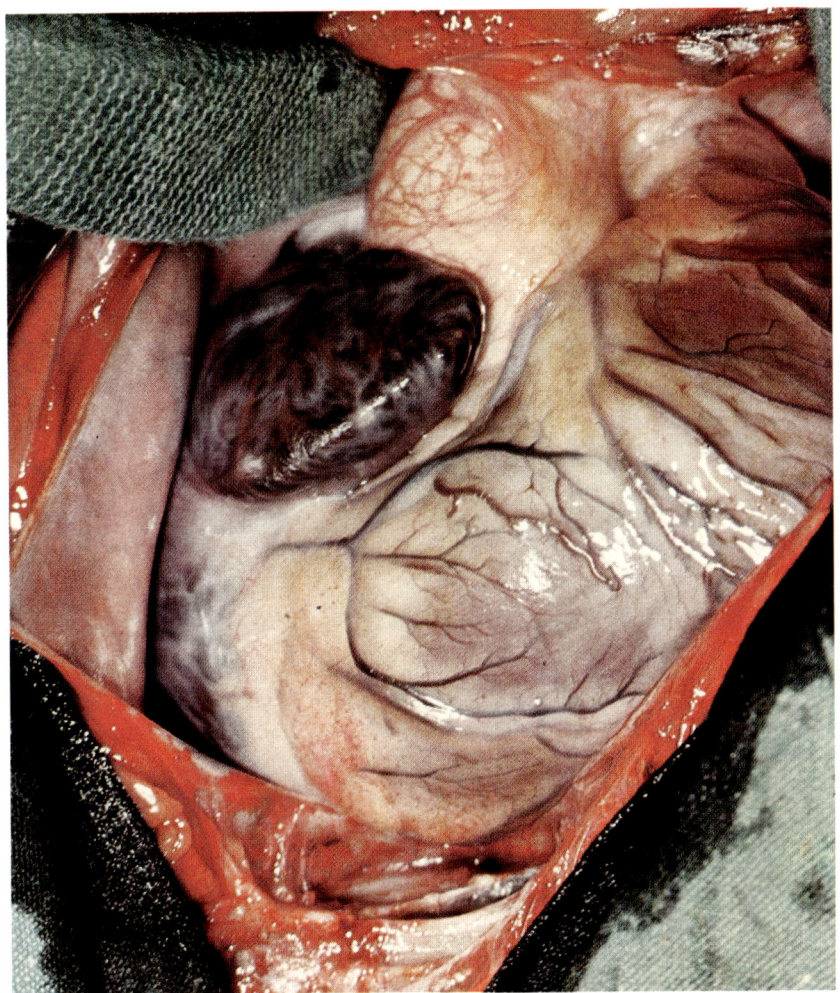

Abb. 30
FALLOTsche Tetralogie:
Normalfall mit mäßig
nach rechts verlagerter
Aorta und mäßig
hypoplastischer
Pulmonalarterie. Starke
Vaskularisierung des
Myokards.

[10], *Klinner* [13] u. a. [78, 79, 80, 81]). Der Eingriff gilt aber auch heute noch als einer der schwierigsten, dafür aber auch dankbarsten der Herzchirurgie.

Der Zugang zum Herzen erfolgt über eine mediane Längssternotomie mit Längseröffnung des Perikards. Eine genaue Inspektion unterrichtet über die Möglichkeiten der Korrektur und das weitere Vorgehen. Besonders wichtig sind hierbei die Abgänge der großen Gefäße vom Herzen, das Ausmaß der Dextroposition der Aorta, die Größe der Pulmonalarterie, die Lage der Pulmonalstenose, das Vorhandensein zusätzlicher Mißbildungen und schließlich das Muster der Koronararterien. Diese sind bei der *Fallot*schen Tetralogie außerordentlich variabel. Ihre Anzahl ist je nach Ausmaß der Zyanose mäßig bis stark vermehrt. Infolge der Dextroposition der Aorta entspringt die rechte Kranzarterie oft sehr weit links, mitunter direkt neben der hypoplastischen

Abb. 31
Hochgradige
FALLOTsche Tetralogie:
Sehr nach rechts
verlagerte Aorta, stark
hypoplastische
Pulmonalarterie.

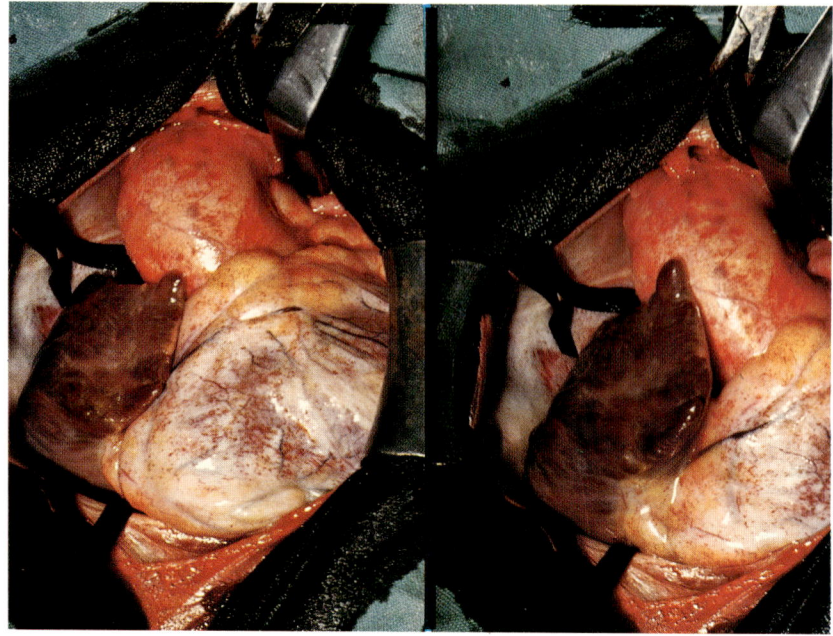

Pulmonalarterie. Sie entsendet dann meist einen starken Ast schräg über dem
Ausflußtrakt des rechten Ventrikels in Richtung Herzspitze. Vielfach kreu-
zen kleinere Äste den Ausflußtrakt. Insgesamt gesehen scheinen die Fälle für
eine Korrektur günstiger zu sein, bei denen das Koronargefäßbett im Über-
schuß entwickelt ist, selbst wenn bei der Inzision kleinere Äste geopfert werden müssen, als koronarnormale oder koronararme Fälle, da hier die Durchtrennung eines kleineren Astes schon zur Infarzierung von Myokard und damit evtl. zu schwerwiegenden Komplikationen beitragen kann.

Die Ventrikulotomie soll nach Möglichkeit in einen koronarfreien Bezirk des
Ausflußtraktes gelegt werden. In der Mehrzahl der Fälle (ca. 60 %) wird das
eine Schräginzision am Übergang vom oberen zum mittleren Drittel des
rechtsventrikulären Ausflußtraktes sein, die eventuell septalwärts nach kaudal
gewinkelt wird, um in sicherem Abstand vom descendierenden Ast der linken Koronararterie zu bleiben. Gelegentlich empfiehlt es sich, die Inzision
mehr nach rechts in die Nähe des Einflußtraktes zu legen. Der primären
Längsinzision (ca. 30 %) ist dann der Vorzug zu geben, wenn von vornherein
eine plastische Ausflußtrakterweiterung erforderlich erscheint. Das ist in der
Regel bei einer erheblichen Dextroposition der Aorta der Fall, ebenso bei
Vorliegen einer rein valvulären Stenose.

Die Austastung des rechten Vorhofs vor Einlegen der venösen Katheter
durch das rechte Herzohr unterrichtet über das Vorhandensein eines offenen
Foramen ovale oder Ostium-secundum-Defekts (*Fallot*sche Pentalogie), über
die Lage des Ventrikelseptumdefektes und etwaige Anomalien der Tricuspidalklappe. Als zusätzliche Mißbildungen, die berücksichtigt werden müssen,

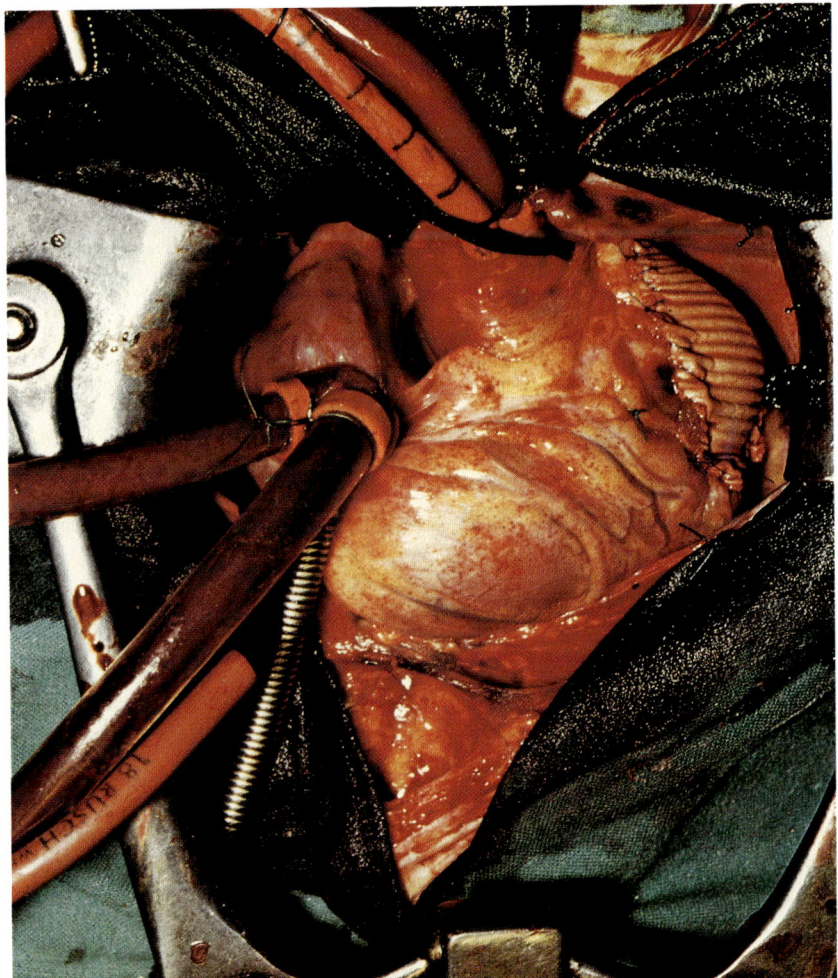

Abb. 32
FALLOTsche Tetralogie:
Zustand nach
plastischer Ausflußtrakt-
rekonstruktion
mit Teflongewebe.

können sich das Vorhandensein einer linken oberen Hohlvene oder eines offenen Ductus *Botalli* ergeben. Diesem gleichzusetzen ist eine rechts oder links angelegte *Blalock*sche Anastomose oder ein *Waterston*-Shunt. Eine linke obere Hohlvene muß dann kanuliert werden, wenn ihre Drosselung ein Ansteigen des peripheren Venendruckes von mehr als 20 mmHg ergibt. Ein Ductus *Botalli* ist in jedem Fall vor Eröffnung des Herzens am besten durch Umstechungsligatur zu beseitigen. Man erreicht ihn oberhalb der Bifurkation am besten nach Beginn der Perfusion. Die *Blalock*sche Anastomose links findet sich in der Tiefe zwischen Perikard und Lunge nach der Aorta zu. Rechts wird sie zwischen unterer Hohlvene und Aorta kranial des rechten Pulmonalisastes aufgesucht. Ein *Waterston*-Shunt ist nach Beginn der Perfusion unter Abklemmen und Eröffnung der Aorta durch Naht zu versorgen. Der rechte Pulmonalisast sollte dabei von der Aorta abgelöst und evtl. rekonstruiert werden, um seine Einengung zu vermeiden oder zu beseitigen.

101

Nach Eröffnung des rechten Ventrikels wird zunächst die Infundibulumstenose reseziert, so daß die Crista supraventricularis dargestellt werden kann. Ein Sauger im Ventrikelseptumdefekt kann das Einlegen eines Entlastungskatheters in den linken Ventrikel ersparen, er dient gleichzeitig als Retraktor.

Die Pulmonalklappe ist in der Regel zweizipflig angelegt. Sie wird mit Hilfe eines Nervenhäkchens dargestellt und wenn erforderlich, in den Kommissuren bis zum Klappenring gespalten. Der Ventrikelseptumdefekt wird zweckmäßig mit einem Kunststoffflicken aus Dacron oder Teflon – Perikard hat sich nicht so bewährt – mit Einzelnähten oder auch mit fortlaufender Naht verschlossen. Gefahrenpunkte sind das am unteren Defektrand vorbeiziehende und nicht sichtbare *His*sche Bündel und die Region der Aortenklappe. Durch Wahl eines genügend großen Flickens ist darauf zu achten, daß der Ausflußtrakt des linken Ventrikels nicht eingeengt wird. Ein etwa vorhandener Vorhofseptumdefekt oder ein mehr als sondendurchgängiges Foramen ovale wird anschließend von einer separaten Vorhofinzision verschlossen. Ist der Ausflußtrakt des rechten Ventrikels für einen direkten Verschluß zu eng, muß eine plastische Erweiterung mit Hilfe von blutdichtem Dacron oder Teflon (Gefäßprothese) oder mit Hilfe von Perikard vorgenommen werden. Fast immer wird es notwendig sein, den ovalär zugeschnittenen Patch über der Bifurkation anzusetzen, da sich sonst diese selbst als Obstruktion erweisen kann. Für das Einnähen empfehlen sich monofile 4-0 Nähte. Vor Beendigung der Naht wird auf partiellen Bypass gegangen, dann erfolgt die Defibrillation. Sind Rhythmusstörungen vorhanden, in erster Linie ein kompletter Herzblock, sollten temporäre epikardiale Schrittmacherdrähte eingenäht werden. Die Druckmessung im rechten Ventrikel gibt Aufschluß über das erzielte Ergebnis. Nur in Ausnahmefällen kann man sich mit einer Druckrelation rechter : linker Ventrikel von mehr als 75 % zufriedengeben. Je besser die Drucksenkung, um so komplikationsloser ist gewöhnlich der postoperative Verlauf, desto besser sind die Spätergebnisse.

Komplikationen und Ergebnisse

Nicht zuletzt wegen der Variabilität der *Fallot*schen Tetralogie und der Unmöglichkeit, immer eine hämodynamisch einwandfreie Korrektur zu erzielen, liegt die Operationsletalität im Durchschnitt auch in erfahrenen Händen um 10 %. Haupttodesursachen sind ein Versagen des rechten, in seltenen Fällen des linken Ventrikels, infolge einer ungenügenden Korrektur oder Beeinträchtigung der Koronarzirkulation. Ein etwa gesetzter Herzblock kann trotz Schrittmacherbehandlung zu einem letalen Ausgang beitragen.

Ein Lungenödem dürfte in erster Linie durch Verletzung von Koronararterien im Septumbereich oder eine iatrogene Einengung des linksventrikulären Ausflußtraktes, bei kleinen Kindern evtl. auch durch Überwässerung bei gleichzeitig eingeschränkter Funktion des rechten Ventrikels, zustande kommen. Nur selten handelt es sich um ein myogenes Versagen des linken Ventrikels. Weitere, aber inzwischen selten gewordene Komplikationen sind Blutungen bei gleichzeitig vorliegenden schweren Gerinnungsstörungen oder aus Kollateralgefäßen. Schließlich müssen Infektionen genannt werden, die bei reduziertem Allgemeinzustand infolge der Hypoxie und herabgesetzter Lungenfunktion auf fördernde Umstände treffen. Die Spätergebnisse sind nach einem Beobachtungszeitraum von nahezu 20 Jahren als gut zu bezeichnen. Etwa 90 % aller Patienten, bei denen im Kindesalter eine Korrektur erfolgte, führen ein normales Leben, 60 % von ihnen ohne Einschränkung, ausgenommen Leistungssport (12). Zahlreiche heranwachsende Mädchen haben inzwischen geheiratet und ein oder mehrere durchweg gesunde Kinder geboren. Kranke, die erst im Erwachsenenalter (20 bis 40 Jahre) operiert wurden, scheinen zeitiger als es ihrem Lebensalter entspricht, zu Rhythmusstörungen zu neigen.

Selten besteht eine primäre Aplasie eines Pulmonalastes gewöhnlich des linken. Eine Korrektur kann dann allenfalls angestrebt werden, wenn der angelegte Ast sehr gut ausgebildet ist. Man muß sich aber darüber im klaren sein, daß nach Beseitigung der Pulmonalstenose und Verschluß des Ventrikelseptumdefektes die nicht an den rechtsventrikulären Kreislauf angeschlossene Lunge nur oxygeniertes Blut über die von der Aorta abgehenden Kollateralen erhält, also keine Funktion mehr hat, sondern nur ein Füllsel ist. Die andere Lunge ist, zumal bei schwach ausgebildetem Gefäßbett, von der Entwicklung eines pulmonalen Hochdrucks bedroht. Das operative Risiko ist groß, der Langzeiterfolg bei überlebenden Patienten äußerst zweifelhaft. Wahrscheinlich ist in nahezu jedem Fall einem Palliativeingriff (*Brock*sche Sprengung der Pulmonalklappe, *Blalock*sche Anastomose) der Vorzug zu geben. In einzelnen Fällen kann eine Aplasie der Pulmonalklappe vorliegen. Die Segel stellen sich dann nur als fibröse Leisten dar, die eine gewisse Stenose, mehr aber noch eine Insuffizienz der Klappe bedingen. Zur Korrektur ist neben dem Verschluß des Ventrikelseptumdefektes die Anwendung einer xenogenen (*Hancock*-Prothese) indiziert. Mechanische Klappen in der Pulmonalklappenregion haben sich wegen der Gefahr der Thrombose nicht bewährt.

Sonderformen der FALLOTschen Tetralogie

Ist die *Fallot*sche Tetralogie unter den conotrunkalen Mißbildungen relativ häufig (12–15 % aller angeborenen Herzfehler), sind alle anderen Herzfehler aus dieser Gruppe, mit Ausnahme der Transposition der großen Gefäße, die vielleicht eine Sonderstellung einnimmt, selten. Die Symptomatik entspricht im wesentlichen der der *Fallot*schen Tetralogie. In der Anamnese fehlt aber das Einnehmen von Hockstellung.

b) Truncus arteriosus

Eng verwandt mit der *Fallot*schen Tetralogie sind in erster Linie verschiedene Formen des Truncus arteriosus, bei denen der Pulmonalarterienstamm (Typ I), oder die Pulmonalarterienäste (II und III) von der Aorta entspringen oder überhaupt nicht angelegt sind (Typ IV). Die Versorgung der Lunge erfolgt über von der Aorta abgehende Kollateralen (35). Die Korrektur einzelner Truncusformen (I, II, III) ist nur möglich, wenn in den von der Aorta abgehenden, die Lunge versorgenden Ästen ein geringerer Druck herrscht, als in der Aorta selbst, also noch kein fixierter pulmonaler Hochdruck besteht. Auf

Abb. 33
Truncus arteriosus,
Typ I: Der Pulmonalis-
stamm entspringt
singulär von dem über
dem Ventrikelseptum-
defekt abgehenden
Truncus.

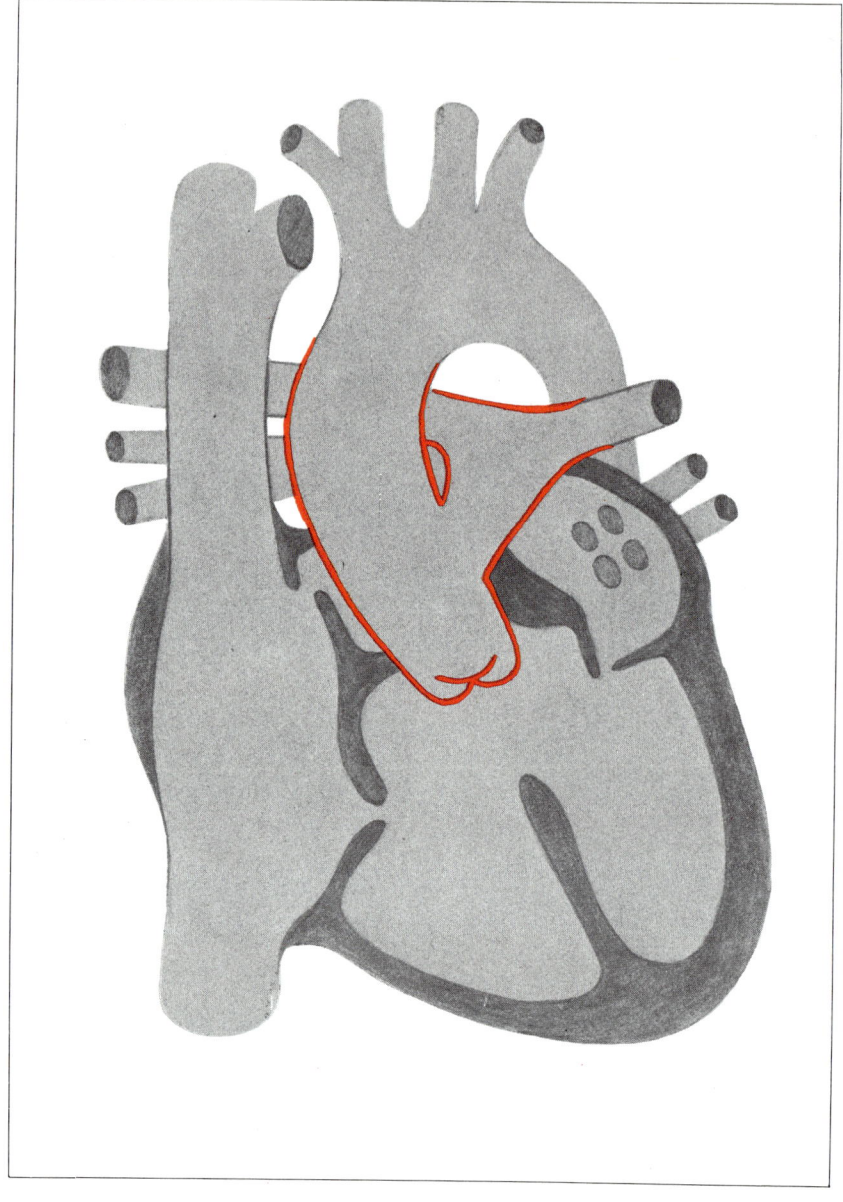

jeden Fall muß zwischen dem bis auf den Ventrikelseptumdefekt ausgangs-
losen rechten Ventrikel und den Pulmonalisästen eine künstliche Verbindung, am besten mit Hilfe einer mit xenogener Klappe versehenen Gefäßprothese (*Hancock*) geschaffen werden (siehe Seite 108). Kann diese Verbindung in genügender Weite hergestellt werden, wird gleichzeitig der Ventrikelseptumdefekt mit verschlossen. Die Ergebnisse der Korrektur sind durch

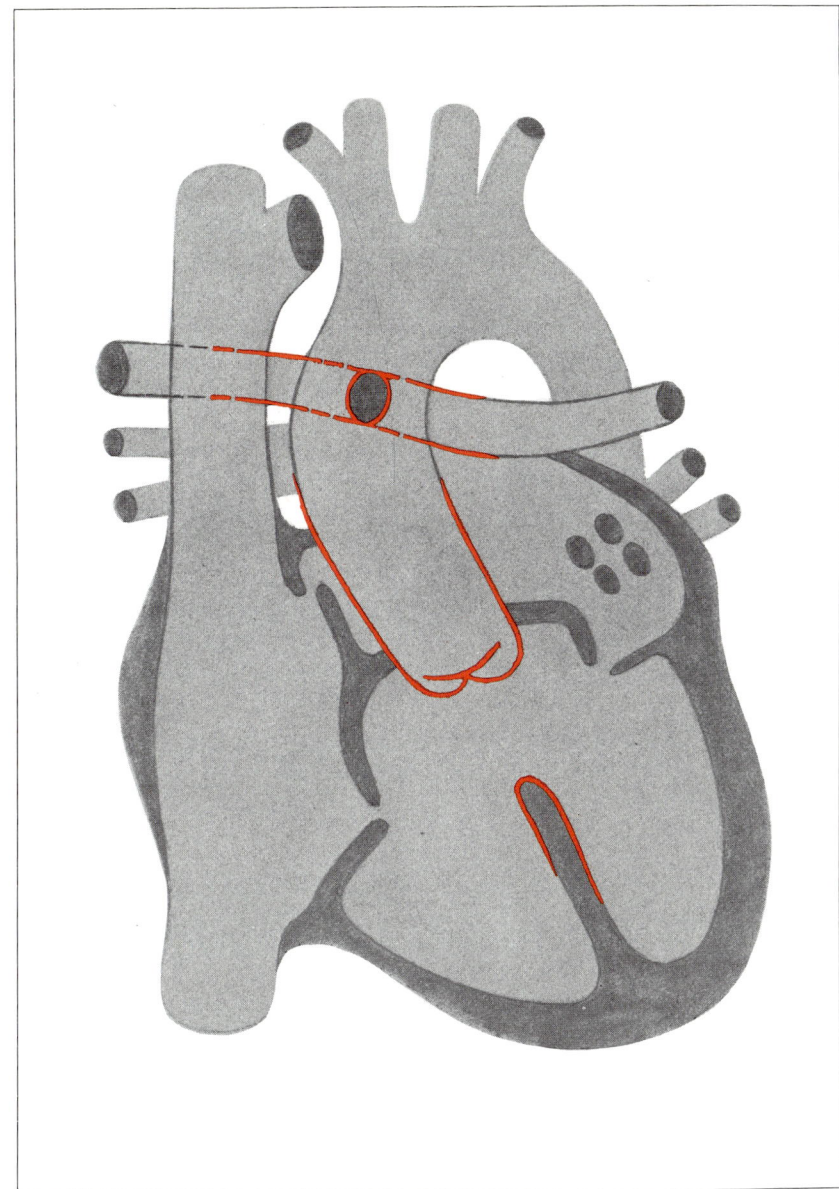

Abb. 34
Truncus arteriosus,
Typ II: Die Pulmonalis-
äste entspringen einzeln
oder getrennt direkt
dorsal von der Aorta.

das Ausmaß der gegebenenfalls bestehenden pulmonalen Hypertonie beeinträchtigt. Langzeitergebnisse korrigierter Fälle stehen noch aus. Es ist jedoch
nicht auszuschließen, daß sie nicht nennenswert besser sein könnten als bei
unbehandelten Fällen. Zwar verschwindet die Zyanose, dafür werden aber
möglicherweise Voraussetzungen geschaffen, die ein eigenständiges Fortschreiten der pulmonalen Hypertonie begünstigen.

Abb. 35
Truncus arteriosus,
Typ III: Die Pulmonalis-
äste entspringen getrennt
von der ascendierenden
Aorta.

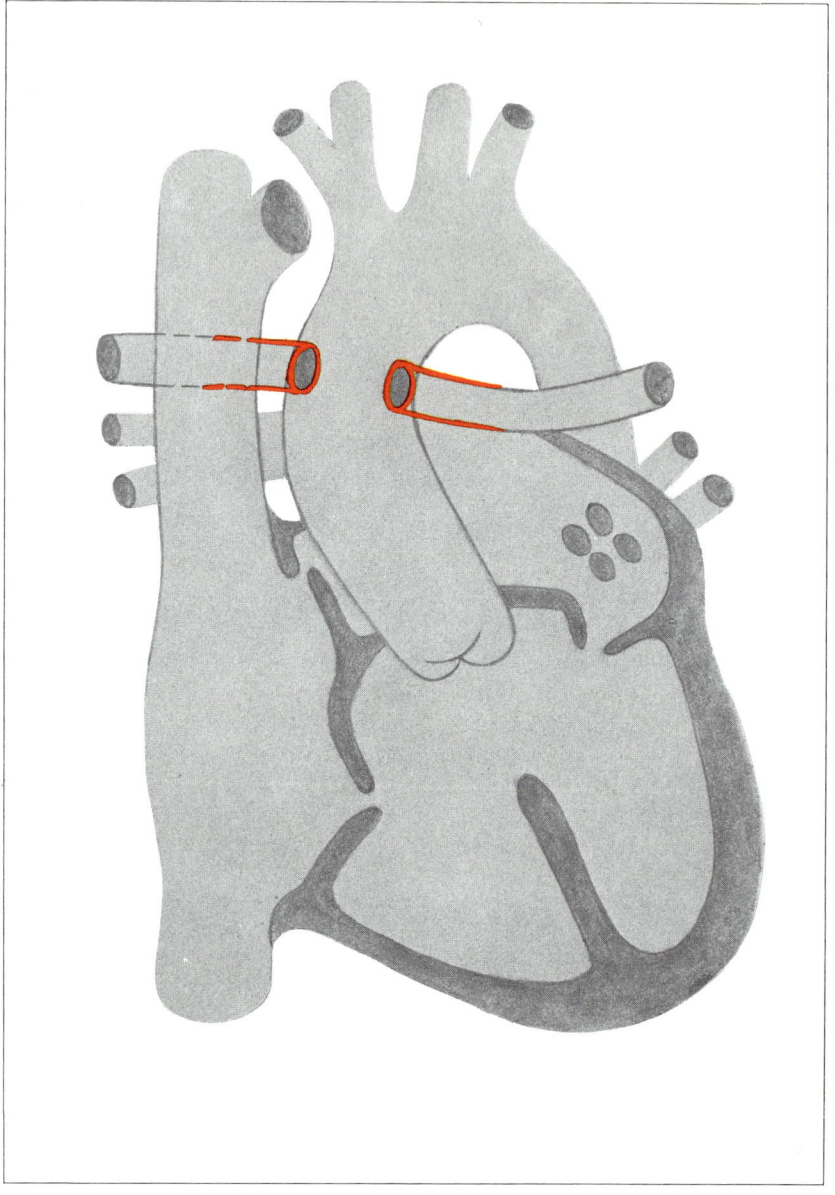

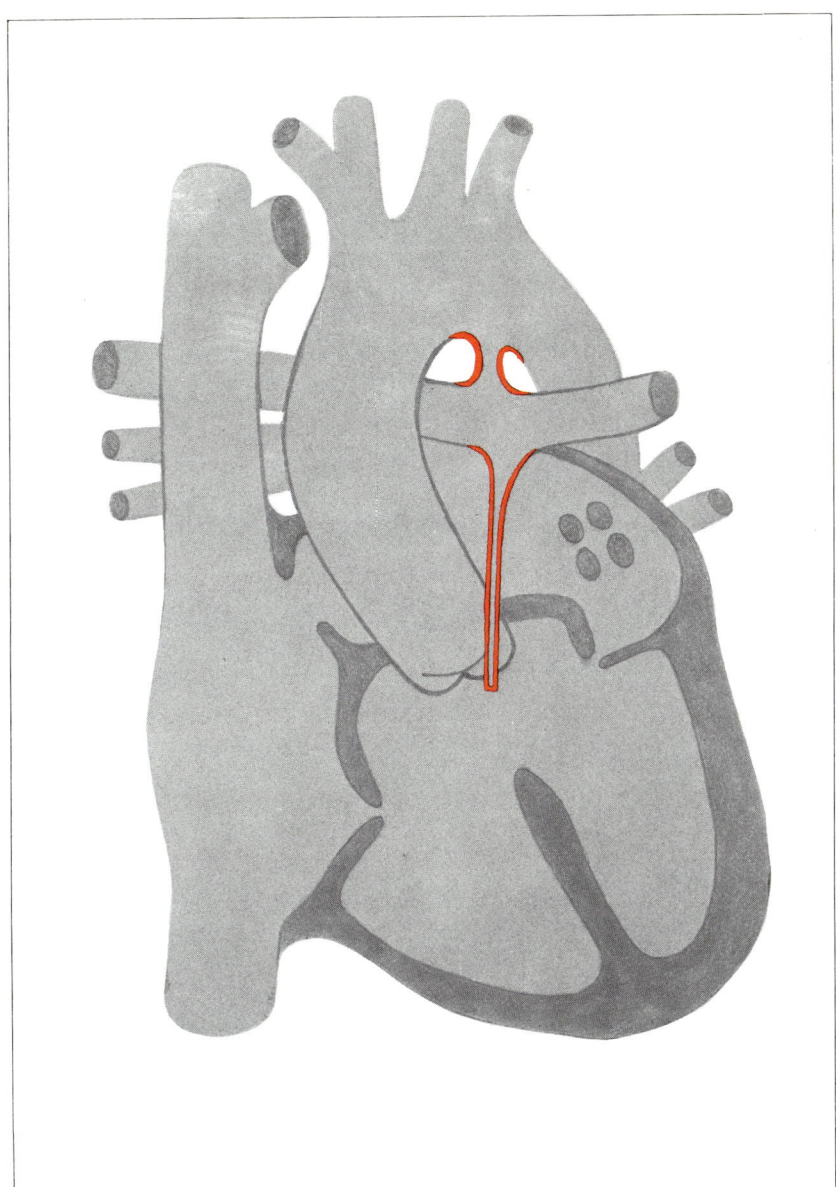

Abb. 36
Pulmonalatresie. Der
Pulmonalisstamm ist nur
als Strang ausgeprägt, die
Pulmonalklappe ist nicht
vorhanden
(auch als Pseudotruncus
bezeichnet).

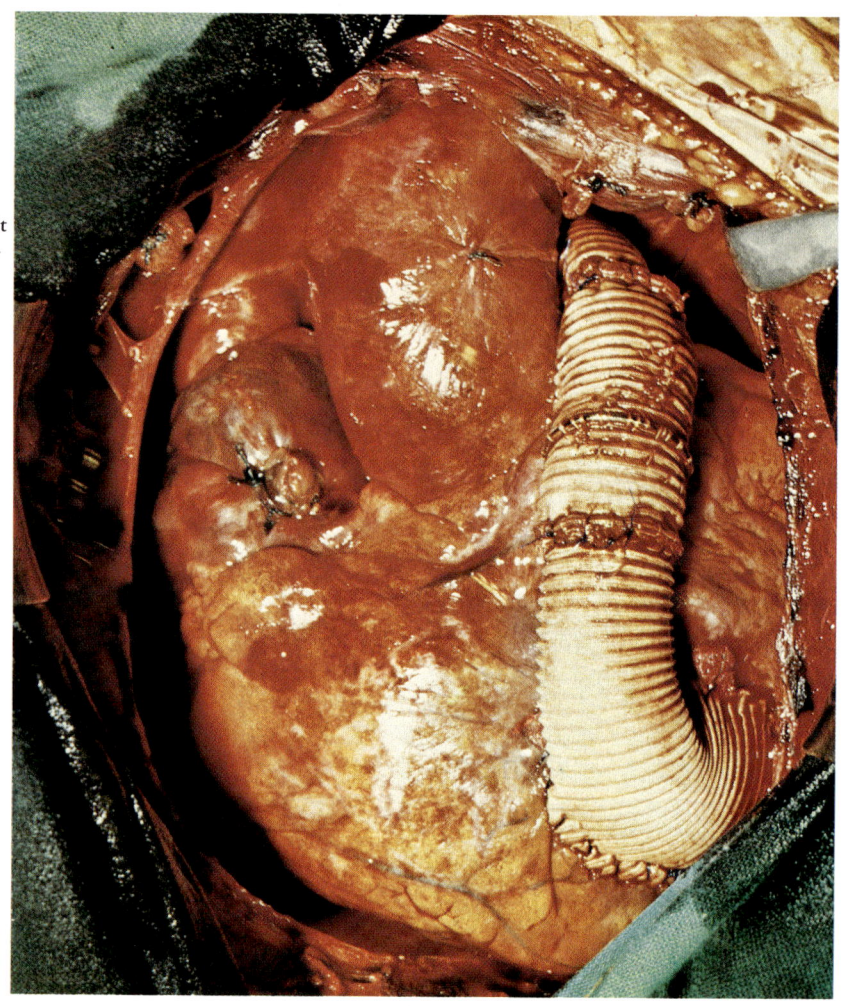

Abb. 37
Operation nach
RASTELLI bei
Pulmonalatresie und
großem
Ventrikelseptumdefekt.
Anastomose des rechten
Ventrikels mit der
Pulmonalisbifurkation mit
Hilfe einer HANCOCK-
Gefäßprothese.

c) Abgang beider großen Gefäße vom rechten Ventrikel (DORV, auch TAUSSIG-BING-Komplex)

Ebenfalls in die Gruppe der conotrunkalen Mißbildungen fallen der gemeinsame Abgang beider großen Gefäße vom rechten Ventrikel (DORV)* und hier zugehörig der *Taussig-Bing*-Komplex (133), bei dem die Aorta vom rechten Ventrikel abgeht, die Arteria pulmonalis aber weit nach dorsal gelegen über dem Ventrikelseptumdefekt reitet. Pathologisch-anatomisch gesehen ist bei dieser Mißbildung einziger Auslaß aus dem linken Ventrikel der Septumdefekt, der kleiner als bei der *Fallot*schen Tetralogie sein kann und die Größe des Aortenostiums nicht unbedingt erreicht. Die Diagnose dieser Mißbildung kann meistens angiographisch gestellt werden, insofern als hier das aortale Mitralsegel nicht direkt mit dem akoronaren Aortensegel in Bezie-

---

* Double Outlet Right Ventricle.

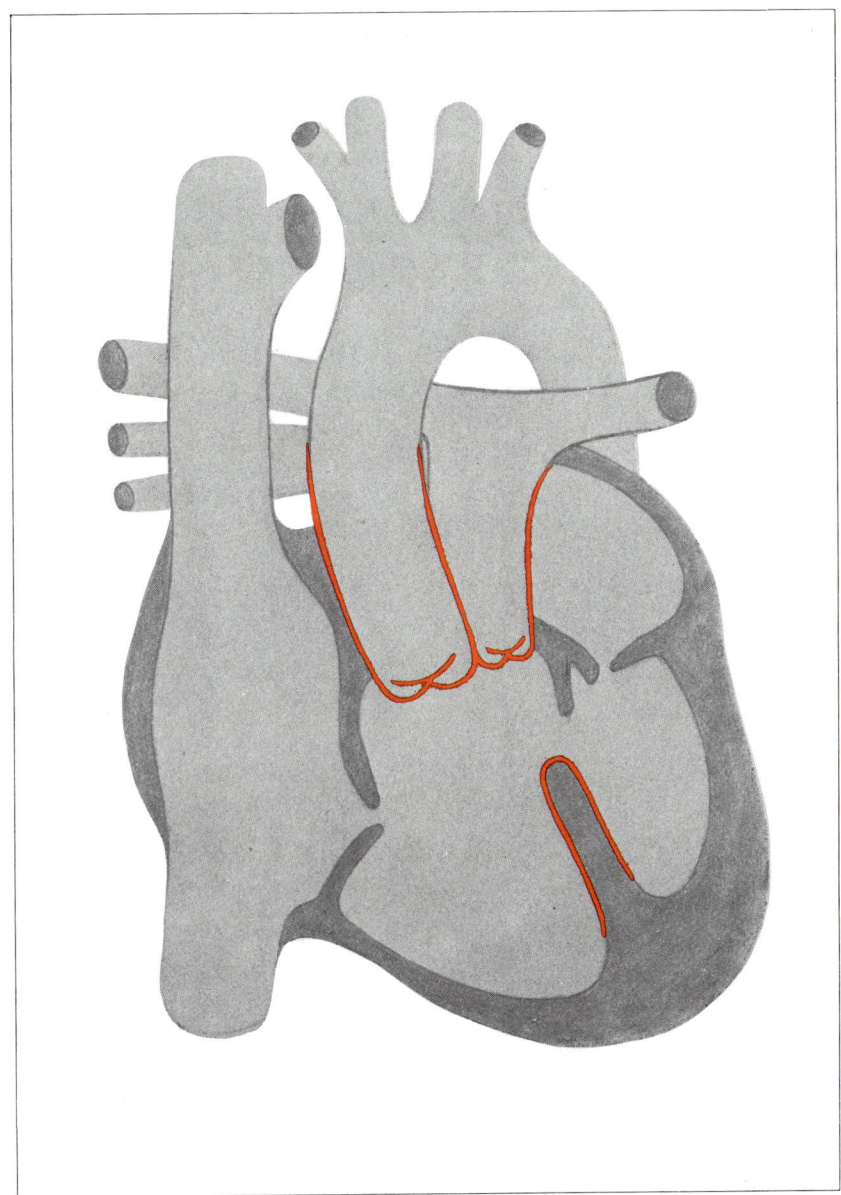

Abb. 38
Abgang beider Gefäße
vom rechten Ventrikel.
Der linke Ventrikel
kommuniziert über ein
Ventrikelseptumdefekt
mit der vom rechten
Ventrikel abgehenden
Aorta. Muskelwulst
zwischen Aorta- und
Mitralklappe.

hung tritt. Vielmehr werden beide Strukturen durch einen Muskelwulst getrennt.

Die Korrektur dieses Fehlers ist außerordentlich schwierig (siehe auch Seite 107). Um sie überhaupt möglich zu machen, muß in der Regel erst der Ventrikelseptumdefekt cristalwärts erweitert werden. Danach muß man den ganzen anterioren Abschnitt des linksventrikulären Ausflußtraktes durch Einnähen eines großen Teflon- oder Dacron-Flickens, der in etwa einen Tunnel zu bilden hat, rekonstruieren. Die Schwierigkeit dabei besteht darin, diesen Tunnel weit genug zu gestalten, da sich bereits ein kleinerer Druckgradient zwischen linkem Ventrikel und Aorta schwerwiegend auswirken und zum Versagen des linken Herzens führen kann. Da die Vorderwand der Aorta fast bis an den Ausflußtrakt des rechten Ventrikels heranreicht, ist nicht selten seine plastische Erweiterung erforderlich.

Der Herzfehler ist selten, die Korrektur mit einem erheblichen Risiko (30–40 %) belastet, da sie infolge der komplizierten anatomischen Verhältnisse oft hämodynamisch nicht einwandfrei genug gelingt.

d) Sonderformen conotrunkaler Mißbildungen

Sonderformen der conotrunkalen Mißbildungen ergeben sich infolge fehlerhafter Bulbusdrehungen, die vor allem in der 4. und 5. Woche nach der Befruchtung in jeder Form möglich sind. Daraus resultieren Situs inversus, Lävocardie bei Situs inversus und Dextrocardien. Die Herzfehler bei Situs inversus sind ebenso korrigierbar wie solche bei Situs solitus. Schwierigkeiten ergeben sich bei der Operation auf Grund der ungewohnten spiegelbildlich angeordneten Strukturen.

Aus dem üblichen Rahmen fällt dagegen die sogenannte *korrigierte Transposition der großen Gefäße.* Pathologisch-anatomisch liegt die Aorta vorn, die Pulmonalarterie direkt hinter der Aorta oder etwas nach rechts versetzt. Beide Gefäße kommen aus den entgegengesetzten Ventrikeln, die Tricuspidalklappe entspricht der Mitralklappe und umgekehrt. Jeder Ventrikel erhält aber die entsprechenden richtigen Zuflüsse, der rechte also das Hohlvenen-, der linke das Lungenvenenblut. Daher die Bezeichnung: Korrigierte Transposition. Ein isoliertes Vorkommen dieser Konstellation ist selten. Meist sind ein großer Ventrikelseptumdefekt und eine valvuläre oder infundibuläre Pulmonalstenose damit vergesellschaftet.

Die Korrektur eines solchen Fehlers ist dadurch erschwert, daß bei Verschluß des Ventrikelseptumdefektes vom rechten Vorhof oder Ventrikel fast immer ein kompletter AV-Block resultiert, der das Operationsrisiko trotz der Möglichkeit der Schrittmacherimplantation erheblich ansteigen läßt. Überdies ist wegen der hinten liegenden Pulmonalis eine plastische Erweiterung des Ausflußtraktes nicht möglich.

Die chirurgische Behandlung, dieser meist mit einer Zyanose einhergehenden Herz- und Gefäßmißbildung, wird also vorzugsweise palliativ sein, wofür bei einer valvulären Stenose am ehesten eine *Brock*sche Sprengung der Pulmonalklappe in Frage kommt.

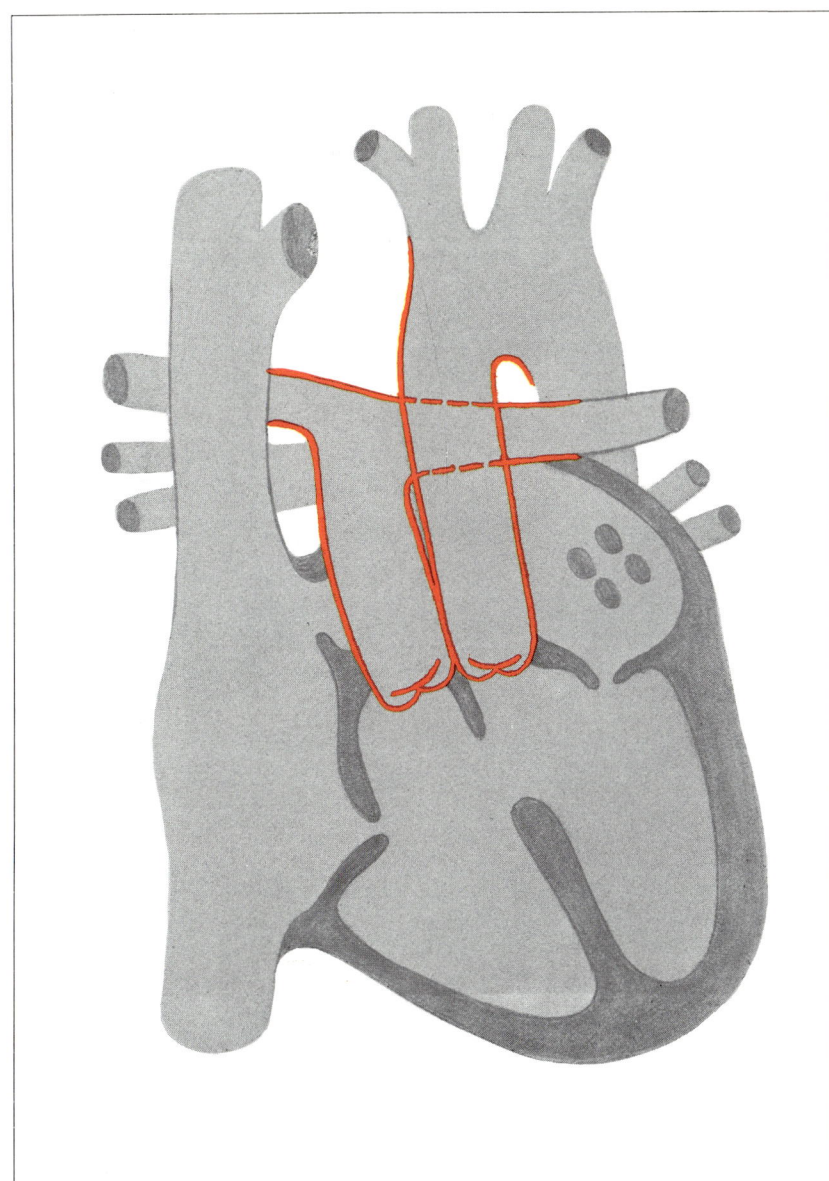

Abb. 39
Korrigierte Transposition der großen Gefäße. Die Aorta entspringt vorn aus dem linken Ventrikel, die Pulmonalis liegt hinter der Aorta oder nach rechts leicht versetzt und entspringt vom rechten Ventrikel. Beide Ventrikel erhalten das entsprechende Blut. Dieser Herzfehler kann mit vielen Herzfehlern, insbesondere aber mit einem großen Ventrikelseptumdefekt und Pulmonalstenose vergesellschaftet sein.

Abb. 40
Korrigierte
Transposition, vorn vom
linken Ventrikel
entspringende Aorta,
rechts dahinterliegende
Pulmonalarterie.

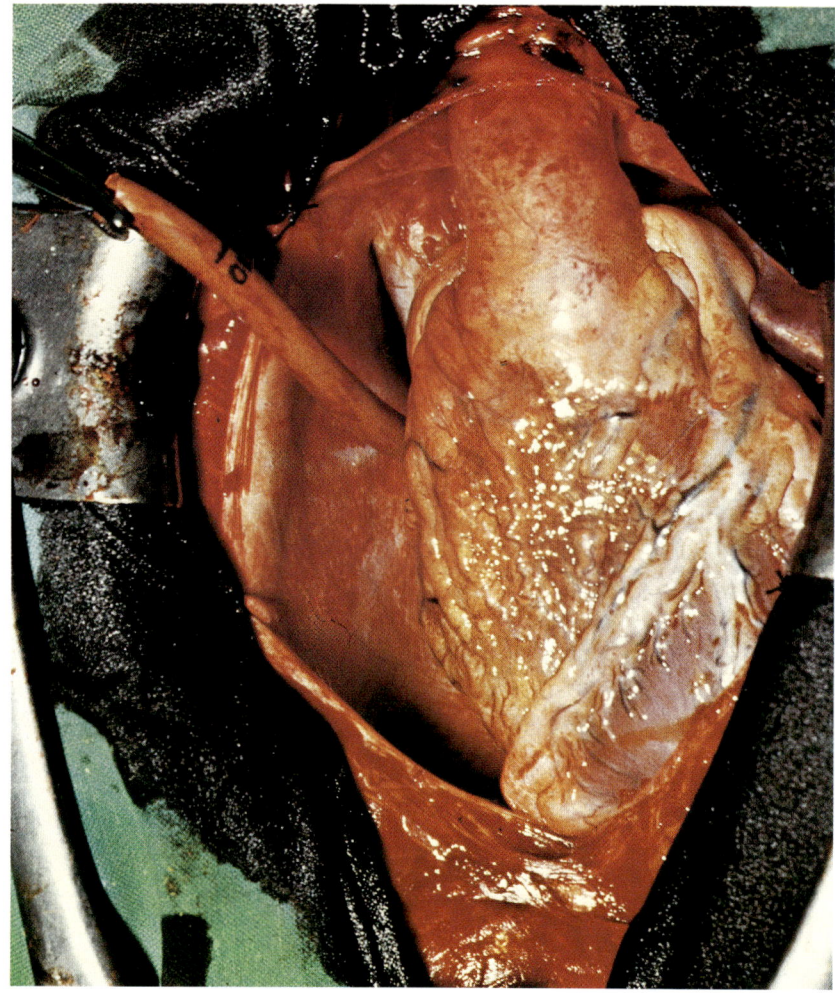

e) Transposition der großen Gefäße

Die Transposition der großen Gefäße ist mit ca. 10 % bei der Geburt ein relativ häufiger Herzfehler. Da die Lebensfähigkeit der Kinder von einer Verbindung zwischen parallel geschaltetem Körper- und Lungenkreislauf abhängt, sterben sie, sobald sich Ductus *Botalli* oder Foramen ovale schließen oder für den Blutaustausch unzureichend werden. So überleben zunächst nur Kinder mit einer größeren intraatrialen oder interventrikulären Verbindung. Patienten mit einer kompletten Transposition der großen Gefäße jenseits des ersten Lebensjahrzehnts sind ausgesprochen selten.

Schnelle Hilfe bringt heute die Ballonseptostomie nach *Rashkind* (109), die es erlaubt mit Hilfe eines transvenös (untere Hohlvene) durch ein offenes Foramen ovale in den linken Vorhof geschobenen Katheters durch Einreißen des Vorhofseptums einen großen Septumdefekt zu schaffen. Damit ist ein

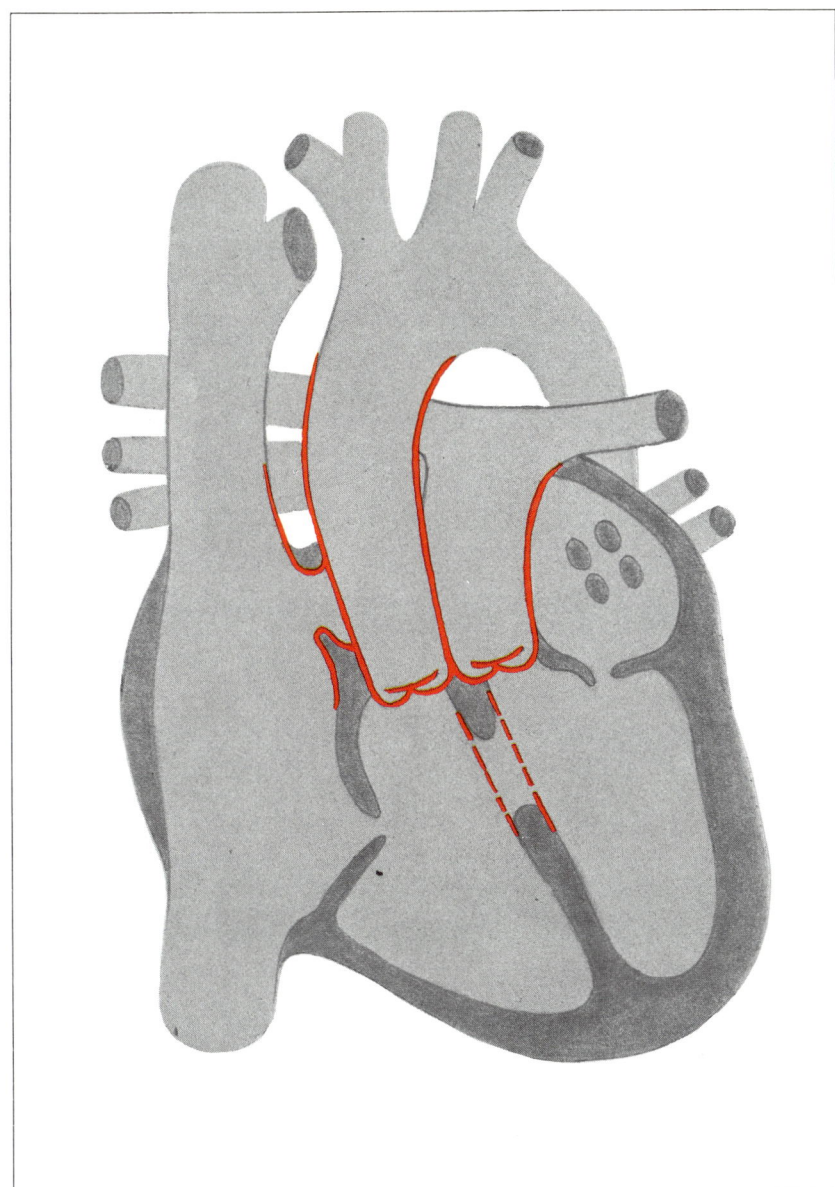

Abb. 41
Transposition der großen
Gefäße. Die Aorta
entspringt vom rechten,
die Pulmonalis vom
linken Ventrikel. Es
besteht ein
Vorhofseptumdefekt
(evtl. auch nach
Atrioseptostomie),
gegebenenfalls auch ein
Ventrikelseptumdefekt.

Überleben der Kinder bis in das 2. und 3. Lebensjahr gewährleistet, mindestens aber über die ersten kritischen 6 Monate, innerhalb der eine Operation mit Hilfe des extrakorporalen Kreislaufs mit besonders großen Gefahren verbunden ist.

Die Kinder zeigen eine Zyanose von Geburt an und entwickeln rasch eine ausgeprägte Polyzythämie. Hämatokritwerte von über 60 % bei einem Hämoglobin von 20 bis 24 g bereits im 1. Lebensjahr sind keine Seltenheit. Die

Klinische Befunde

Abb. 42
Transposition der großen
Gefäße mit vom rechten
Ventrikel entspringender
Aorta und links hinten
liegender Pulmonalarterie.

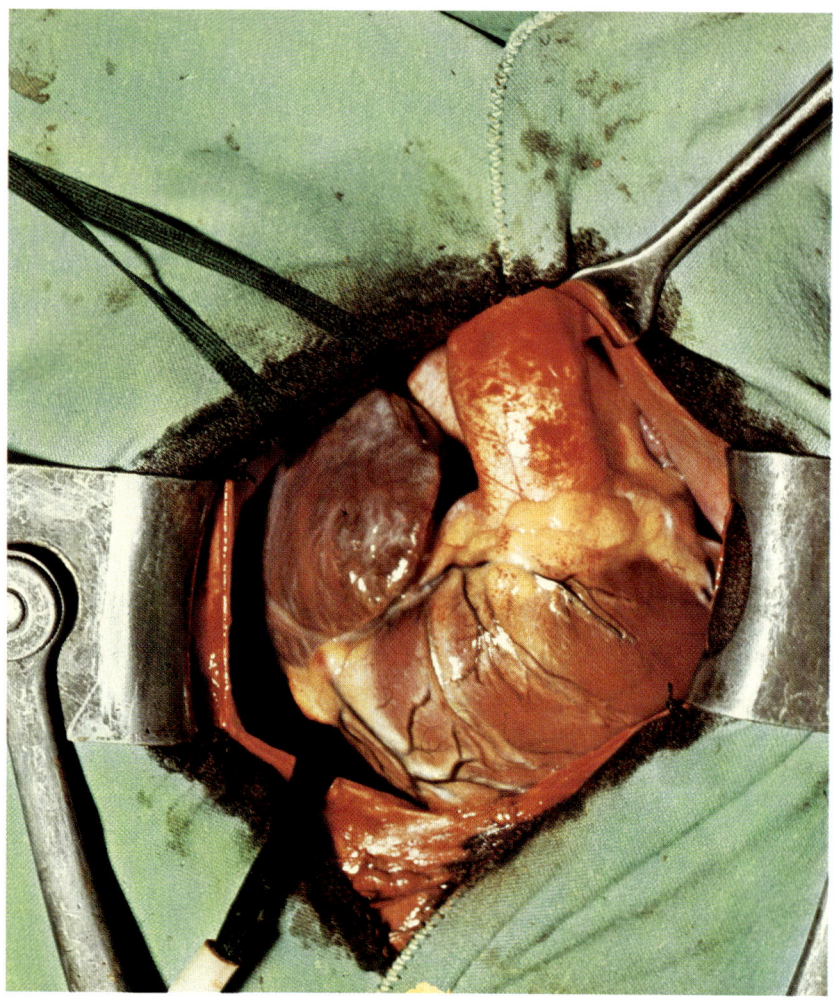

körperliche Entwicklung kann, muß aber nicht verzögert sein. Hypoxische
Anfälle fehlen, desgleichen das Einnehmen von Hockstellung. Im Vordergrund steht meist eine hochgradige Dyspnoe bei schon geringen Bela-
stungen. Neben der Zyanose entwickeln sich bald ausgeprägte Trommelschlegelfinger. Auskultatorisch finden sich normale Herztöne, bedingt durch
die vorne liegende Aorta aber ein lauter zweiter Herzton. Ein systolisches Geräusch ist nur bei gleichzeitigem Vorliegen einer valvulären oder subvalvulären Pulmonalstenose feststellbar, die bei der Transposition der großen Gefäße
nicht ganz selten ist. Im EKG findet sich in der Regel lediglich ein uncha-
rakteristischer Rechtstyp. Die wichtigsten Informationen erbringt die Angiographie, bei der sich die Aorta vorn rechts, die Pulmonalis links hinten darstellt. Relativ häufig ergibt sich eine subpulmonale Einengung, offenbar bedingt durch eine Septumhypertrophie, die aber nicht immer hämodynamisch
bedeutungsvoll ist. Die Herzkatheterisierung muß gleichzeitig über die intra-

kardialen Verbindungen (ASD, VSD, Ductus *Botalli*) und vor allem über die Druckverhältnisse im linken Ventrikel, der die Lunge versorgt, informieren.

Indikation zur Operation

Die Indikation zur Durchführung einer Ballonseptostomie nach *Rashkind* (109) ist wahrscheinlich bei der Mehrzahl der Fälle in den ersten Lebenstagen gegeben. Eine „Korrektur" des Fehlers sollte nach Möglichkeit erst gegen Ende des ersten Lebensjahres, aber nicht später als nach dem dritten Lebensjahr angestrebt werden. Als zu schwierig und kaum durchführbar hat sich das Austauschen der großen Gefäße erwiesen. Ohne gleichzeitiges Umsetzen der Koronararterien würden diese von dem Gefäß, das nicht oxygeniertes Blut enthält (Pulmonalis), entspringen. Überdies würde die Aorta vom muskelschwachen hinteren Ventrikel abgehen, beides Situationen, die mit dem Leben nicht vereinbar sind. So kommt also nur der Austausch der venösen Zuflüsse auf Vorhofebene, die sog. Vorhofumkehr, in Frage, die von *Senning* 1960 (125, 126) erstmalig erfolgreich vorgenommen wurde. Wegen der komplizierten Technik kommt heute in erster Linie das Operationsverfahren nach *Mustard* (101, 102, 103) in Betracht, fast ausschließlich bei Fällen, bei denen nur ein Vorhofseptumdefekt, allenfalls noch ein kleiner Ventrikelseptumdefekt besteht, in jedem Fall aber ein niedriger Druck im kleinen Kreislauf vorherrscht. Bei Kindern mit großem Ventrikelseptumdefekt und pulmonaler Hypertonie kann die Vorhofumkehr, isoliert angewendet, eine gewisse Besserung bringen. Sie ist dann als Palliativmaßnahme zur Verringerung der Zyanose zu betrachten.

Operative Technik (MUSTARD)

Der Zugang zum Herzen erfolgt über eine mediane Längssternotomie, die Kanulierung der oberen und unteren Hohlvene nach Legen von Tabaksbeutelnähten durch getrennte Inzisionen, einmal zwischen der Einmündung der V. cava sup. und der Herzohrspitze, zum anderen dicht oberhalb des Durchtrittes der V. cava inf. durch das Zwerchfell. Um den Fluß intermittierend drosseln und damit das Operationsfeld frei von Blut halten zu können, empfiehlt sich eine Unterkühlung auf 26° C bis 28° C. Die Eröffnung des rechten Vorhofes erfolgt durch Schräg- oder Querinzision unter Fibrillieren des Herzens, bzw. Abklemmung der Aorta. Nach Exzision der Vorhofseptumreste wird ein Perikard- oder Dacronpatch derart eingenäht, daß die Lungenvenen nach dem vorderen, die Hohlvenen nach dem hinteren Ventrikel drainieren. Dabei ist besonders darauf zu achten, daß die Zuflüsse weit genug gestaltet werden. Um den AV-Knoten und das *His*sche Bündel sicher zu vermeiden, sollte man den Koronarsinus auf der Systemseite belassen. Der dadurch zustande kommende Rechts-Links-Shunt ist unbedeutend und steht in keinem Verhältnis zu dem Ziel, schwerwiegende Rhythmusstörungen zu verhindern. Ein direkter Verschluß des rechten Vorhofes ist möglich, führt aber nicht selten, zumindest im Laufe der Zeit, zu einer Einengung der Lungenvenenzuflüsse (Lungenstauung). Das Einfügen eines Perikard- oder Kunststoffpatches in die Vorhofinzision mag daher in jedem Fall vorteilhaft sein.

Besonders wichtig ist vor Defibrillation ein exaktes Entlüften des rechten Systemventrikels mit Hilfe einer dicken Nadel sowie die anfangs beschriebene Stichelung der Aorta. Besteht der geringste Anhalt für Rhythmusstörungen, sind myokardiale Schrittmacherdrähte zu belassen. Liegt eine valvuläre Pulmonalstenose vor, kann diese durch Spalten der Klappe in den Kommissuren angegangen werden. Das Einschneiden oder die Teilresektion einer subvalvulären Stenose (Septumhypertrophie) ist sicher in Einzelfällen möglich und kann von Erfolg begleitet sein. Für schwere Fälle biete sich die Operationsmethode nach *Rastelli* (115) an, bei der mit Hilfe einer mit xenogener Klappe versehenen Gefäßprothese (*Hancock*), eine Verbindung zwischen rechtem vorderem Ventrikel und Pulmonalisstamm hergestellt wird. Das proximale Ende der Pulmonalis wird am Austritt aus dem rechten Ventrikel blind verschlossen, der linke Ventrikel wird über den Ventrikelseptumdefekt intrakardial mit der Aorta verbunden. Die Methode ist nur in Einzelfällen und mit einem relativ großen Risiko durchführbar.

Ergebnisse

Auf Grund der Tatsache, daß sich der ganze Eingriff auf Vorhofebene abspielt und das Myokard nicht angetastet wird, sind die primären Ergebnisse bei Vermeidung von Rhythmusstörungen sehr gut. Die Operationsletalität sollte deutlich unter 10 % liegen. Sie steigt mit abnehmendem Lebensalter an und ist in erster Linie durch die bei diesem Herzfehler häufig auftretenden Lungenkomplikation bedingt. Wegen der sich unabhängig vom Druck wahrscheinlich auf Grund der Überoxygenierung frühzeitig entwickelten pulmonalen Hypertonie, sollten Eingriffe vor dem dritten Lebensjahr geplant werden.

Die Spätergebnisse sind, soweit bisher übersehbar (etwa 10 Jahre), gut. Der *rechte Ventrikel* scheint als *Systemventrikel* adaptierbar zu sein. Ob die Tricuspidalklappe ein Leben lang als Systemklappe funktionieren kann, bleibt abzuwarten. Erfahrungen mit der Tricuspidalklappe bei korrigierter Transposition lassen diese Frage zumindest mit Vorsicht behandeln.

6.4.2 Tricuspidalatresie

In das Spektrum der angeborenen Herzfehler schwer einzuordnen ist die Tricuspidalatresie, bei der verschiedene Formen mit Normal- oder Transpositionsstellung der großen Gefäße zu unterscheiden sind. Dabei ist der rechte Ventrikel mehr oder weniger rudimentär angelegt, die Pulmonalis ist normal entwickelt, sie ist also mehr oder weniger hypoplastisch. Die nur aus dem Ausflußtrakt bestehende rechte Kammer bezieht ihr Blut über einen Ventrikelseptumdefekt vom normalgroßen linken Ventrikel von wechselnder Größe. Dieser wiederum wird über einen Vorhofseptumsdefekt mit Blut versorgt. Es kommt also stets zu einer völligen Durchmischung des Blutes. Die Patienten sind zyanotisch und weisen entsprechend der Entwicklung der Pulmonalis bzw. bei Bestehen einer Pulmonalstenose das systolische Geräusch dieses Herzfehlers auf. Eine echte Korrektur des Fehlers ist infolge des Fehlens eines normalen rechten Ventrikels nicht möglich. Als Palliativmaßnahme bietet sich eine *Blalock*sche Anastomose an, die wenigstens die Lungendurchblutung verbessert. Gleichfalls als palliativ muß die *Glenn*sche Operation (63) angesehen werden, die die obere Hohlvene mit der rechten Lungen-

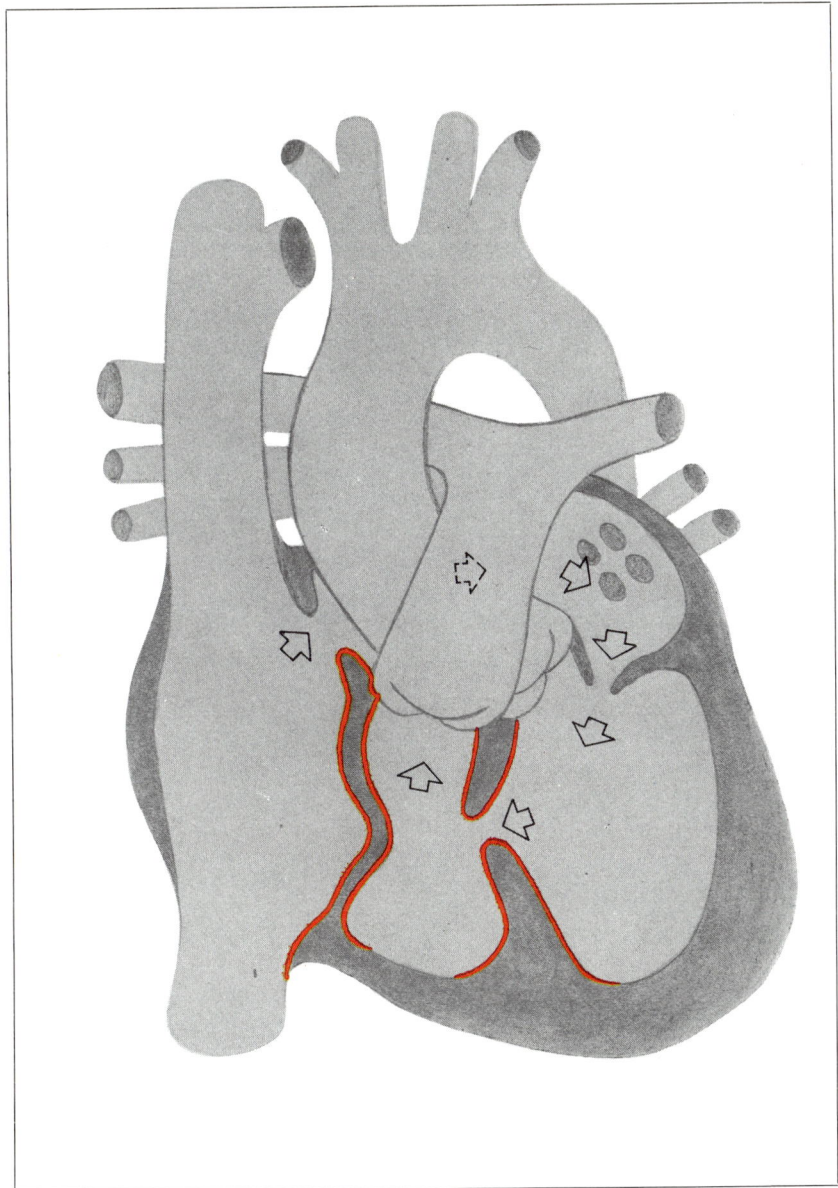

Abb. 43
Tricuspidalatresie: Shunt
auf Vorhofebene und
Versorgung des
Lungenkreislaufs über
einen Ventrikel-
septumdefekt und
rudimentären rechten
Ventrikel.

arterie verbindet, also für die rechte Lunge den rechten Ventrikel umgeht. Technisch zwar gut möglich führt der Eingriff mitunter wegen des Anstiegs des Venendruckes im oberen Cavabereich zu einem transienten oder permanenten Hirnödem. In Fortführung dieses Eingriffes hat *Fontan* (57) eine Operationsmethode entwickelt, bei der mit Hilfe einer klappentragenden Gefäßprothese eine Verbindung zwischen rechtem Atrium und linkem Ast der A. pulmonalis geschaffen wird. Die Operation wird durch eine *Glenn*sche Operation vervollständigt. Geeignet sind hierfür allerdings nur Fälle mit

117

Normalstellung der großen Gefäße und normalgroßer oder nur wenig hypo-plastischer Pulmonalarterie. Der rudimentäre rechte Ventrikel wird bei die-sem Eingriff total ausgeschaltet, der Druck in beiden Hohlvenen und im rechten Vorhof muß ausreichen, um das Kapillarbett der Lungen zu durch-strömen. Eine in die untere Hohlvene eingesetzte homoplastische Aorten-klappe soll die Auswirkung des erhöhten rechten Vorhofdruckes auf die Or-gane der unteren Körperhälfte vermindern. Versuche sind im Gange, auf die Verwendung einer solchen Klappe zu verzichten. Dabei wird dann die Ver-bindung vom rechten Vorhof direkt zur rudimentären rechten Kammer ge-führt, wobei gleichzeitig der Ventrikelseptumdefekt verschlossen wird. Die Pulmonalklappenfunktion bleibt dabei erhalten.

Ist auch diese Korrektur grundsätzlich mit dem Leben vereinbar, da sie hä-modynamisch zu annähernd normalen Verhältnissen führt, so schafft sie doch darüber hinaus außerordentlich komplizierte pathologisch-anatomische Bedingungen. Ob auf die Funktion des rechten Ventrikels wirklich über Jah-re hinaus verzichtet werden kann, steht noch keineswegs fest. Langzeitergeb-nisse dieser Methoden sind also abzuwarten.

6.4.3 Hohlvenenfehlmündungen

Ein äußerst seltener, zumindest mit einer leichten Zyanose einhergehender, Herzfehler ist die Fehlmündung einer Hohlvene in den linken Vorhof. Das kann einmal eine accessorische linke obere Hohlvene sein, andererseits kann auch die untere Hohlvene nach links drainieren. Gewöhnlich ist ein Vorhof-septumdefekt damit vergesellschaftet, dessen Symptomatik das Krankheits-bild bestimmt. Von besonderer Bedeutung ist die isolierte Fehlmündung der *unteren* Hohlvene in den linken Vorhof. Dieser Fehler ist äußerst selten. Seine Diagnostik wird dadurch erschwert, daß abgesehen von einer deutlichen Zya-nose, keine weitere Symptomatik besteht. Die Herztöne sind normal, des-gleichen die Herzgröße. Mangels anderer Hinweise wird der Befund als Poly-zythaemia vera gedeutet. Erst eine von der unteren Hohlvene aus durchge-führte Sondierung klärt die Diagnose, insofern als der Katheter in den linken Vorhof gelangt. Ein in diesen injiziertes Kontrastmittel wird über den linken Ventrikel in die Aorta ausgeworfen.

Die operative Beseitigung des Fehlers ist einfach. Unter den Bedingungen der extrakorporalen Zirkulation wird das Vorhofseptum inzidiert bis die Ca-vaumrandung sichtbar wird. Mit Hilfe eines Kunststoffflickens wird die Um-leitung der unteren Hohlvenen in den rechten Vorhof bewerkstelligt. Das Vorhofseptum wird sozusagen nach links versetzt. Das Vorgehen entspricht im wesentlichen dem beim Ostium-secundum-Defekt. Das Operationsrisiko ist gering, der Eingriff resultiert in einer völligen Heilung (120).

6.5 Herzfehler mit wechselndem Shunt

6.5.1 Vorhofseptumdefekt – Pulmonalstenose

Eine Sonderstellung zwischen Vitien mit Links-Rechts- und Rechts-Links-Shunt nimmt der Vorhofseptumdefekt mit Pulmonalstenose bzw. die valvuläre Pulmonalstenose mit offenem Foramen ovale ein. Je nach Ausmaß der Pulmonalstenose entsteht, abhängig vom enddiastolischen Druck, im rechten Ventrikel ein Links-Rechts- oder eine Rechts-Links-Shunt. Häufig wird dieser Fehler unrichtig als *Fallot*sche Trilogie bezeichnet. Entwicklungsgeschichtlich gehört er jedoch keineswegs zu den conotrunkalen Mißbildungen. Weder besteht die für die *Fallot*sche Tetralogie typische Rechtsverlagerung der Aorta noch ein großer Ventrikelseptumdefekt. *Fallot* hat diese Mißbildung auch nie beschrieben. Man sollte daher die Bezeichnung „*Fallot*sche Trilogie" für die Kombination eines Vorhofseptumdefektes mit einer Pulmonalstenose besser vermeiden.

Während die Fälle mit Links-Rechts-Shunt klinisch einer valvulären Pulmonalstenose entsprechen, eine normale Entwicklung und meist nur eine geringe Leistungsminderung aufweisen, gleichen die mit Rechts-Links-Shunt äußerlich dem Bild der *Fallot*schen Tetralogie. Es bestehen Zyanose und Trommelschlegelfinger, allerdings selten von Geburt an. Das Einnehmen von Hockstellung fehlt in der Regel. Charakteristisch ist das kontinuierliche Fortschreiten der Symptomatik, die oft erst im Adoleszenten- oder Erwachsenenalter ausgebildet ist. Demzufolge sind heute fortgeschrittene Fälle selten, da die Erkennung angeborener Herzfehler frühzeitig erfolgt. Sie werden daher in der Regel bis zum Eintritt in das Schulalter operiert. Klinische Befunde

Das chirurgische Vorgehen entspricht im Grunde genommen dem beim Vorhofseptumdefekt und bei der Pulmonalstenose. Es bestehen aber folgende Probleme:

Im Gegensatz zu einem Normalfall fehlt infolge des geringen Durchflusses durch die Arteria pulmonalis und der exzessiven Hypertrophie des Ausflußtraktes häufig die poststenotische Dilatation der Arteria pulmonalis. Die Pulmonalklappe ist immer stark fibrosiert, das Lumen beträgt oft nur noch wenige Millimeter. Nicht selten ist auch der Klappenring verengt. Ein Spalten der Klappe führt infolge Wegfalls des valvulären Widerstandes zu einer um so stärkeren Kontraktion der subvalvulären Muskelanteile. Als Folge davon sinkt der Druck im rechten Ventrikel nicht ab. Wird der Vorhofseptumdefekt oder das offene Foramen ovale in der gleichen Sitzung verschlossen, fehlt dem rechten Ventrikel bei starker Belastung das Überlaufventil. Demzufolge kann es rasch zum Rechtsherzversagen kommen, da auch der hypertrophierte rechte Ventrikel wesentlich weniger an akute Druckbelastungen anpassungsfähig ist als der linke.

Unter diesen Umständen gibt es zwei Möglichkeiten, das große Risiko zu verkleinern. Einmal kann man als ersten Eingriff mit Hilfe eines transventrikulär eingeführten Dilatators die Pulmonalklappe sprengen und den ASD oder das Foramen ovale zunächst belassen. Häufig führt allein dieses Vorgehen, oft schon innerhalb von wenigen Monaten, zu einem weitgehenden Druckabfall im rechten Ventrikel, so daß später eine zweite Operation wegen der inzwischen bedeutungslos gewordenen Öffnung im Septum secundum nicht mehr erforderlich ist. Bei einem größeren Vorhofseptumdefekt kann sein Verschluß später durchgeführt werden, wenn ein hämodynamisch wirksamer Links-Rechts-Shunt auftreten sollte.

Eine zweite Möglichkeit des Vorgehens bei einer hochgradigen Pulmonalstenose mit offenem Foramen ovale und Zyanose besteht darin, die Drucksenkung im rechten Ventrikel durch operatives Ausschneiden der den Ausflußtrakt einengenden Muskelmassen zu erzwingen. Wegen der damit verbundenen Schädigung des rechtsventrikulären Myokards sollte man diesen Weg zu vermeiden suchen. In keinem Fall empfiehlt es sich, bei einem konzentrisch hypertrophierten Ventrikel die Ausflußbahn über einen etwa engen Pulmonalklappenring plastisch zu erweitern. Diese Maßnahme führt wahrscheinlich wegen der hierdurch zustande kommenden Pulmonalinsuffizienz, bei konzentrischer Hypertrophie des rechten Ventrikels, häufig zu einem deletären Ausgang. Entsprechend der bisherigen Erfahrungen ist das Risiko einer Operation bei eher aggresivem Vorgehen hoch und kann bis auf 20 bis 30 % ansteigen. So ist das vorsichtige, zwei Operationen in Kauf nehmende Taktieren wohl eher angezeigt. Die Letalität hierbei dürfte sich auf unter 10 % herabdrücken lassen.

6.5.2 Ventrikelseptumdefekt mit Pulmonalstenose

Hierbei handelt es sich in der Regel um die Kombination einer infundibulären Pulmonalstenose mit einem eher kleinen, offenen, 1 bis 2 mm Durchmesser haltenden Ventrikelseptumdefekt. Nicht selten kommen die Kranken unter der Diagnose „infundibuläre Pulmonalstenose" zur Operation, da bei einem so kleinen Defekt der Shunt nicht erfaßt wird. Die Korrektur entspricht der bei einer infundibulären Pulmonalstenose. Mit Hilfe der Herz-Lungen-Maschine wird der rechte Ventrikel eröffnet und die infundibuläre Pulmonalstenose exzidiert (siehe Seite 56). Eine zusätzliche Klappenstenose besteht praktisch nie. Der meist kleine Ventrikelseptumdefekt kann dann durch direkte Naht verschlossen werden. Das Operationsrisiko entspricht dem des Ventrikelseptumdefektes und liegt sicher unter 5 %. Die Späterergebnisse sind durchweg gut.

7. Inoperable Herzfehler

7.1 EISENMENGER-Komplex

Von einer Korrektur ausgeschlossen sind heute noch die schon erwähnten Primitivherzen, der gemeinsame Ventrikel mit nur einer Atrioventricularklappe und alle Fälle, bei denen zusätzlich zu dem bestehenden Herzfehler eine fixierte pulmonale Hypertonie vorliegt, wobei der Pulmonalisdruck dem Systemdruck angenähert ist, diesem gleichkommt oder ihn übersteigt. Das ausgeprägte Bild mit Zyanose wird häufig als *Eisenmenger*-Komplex oder -Syndrom bezeichnet. Die Entstehung des Krankheitsbildes fällt unter den Begriff *Eisenmenger*-Reaktion. Wegen der unklaren Deutung, dem dieser Begriff häufig unterliegt, soll hier kurz dazu Stellung genommen werden.

Ausgangspunkt zur Entstehung dieses in fortgeschrittenen Fällen, immer mit einer zentralen Zyanose einhergehenden Krankheitsbildes, ist ein primärer, also bei Geburt bestehender großer Links-Rechts-Shunt, verursacht in der Regel durch einen großen Ventrikelseptumdefekt, einen Ductus *Botalli*, einen partiellen oder totalen AV-Kanal, totale Lungenvenenfehlmündungen oder seltener durch einen Ostium-secundum-Defekt. Ist der Links-Rechts-Shunt nach der Geburt groß genug, um den zunächst abgefallenen Lungengefäßwiderstand wieder ansteigen zu lassen, kommt es über eine Engstellung der Lungenarteriolen zu reaktiven Gefäßveränderungen und damit zum Beginn der sog. *Eisenmenger*-Reaktion. Herrscht innerhalb der ersten Lebensmonate bis Ende des ersten Lebensjahres der flußbedingte pulmonale Hypertonus vor, so vermindert sich dieser graduell zugunsten einer widerstandsbedingten pulmonalen Hypertension, die häufig schon im zweiten bis dritten Lebensjahr einen irreversiblen Charakter angenommen hat. Gelegentlich tritt dieser Zustand erst Jahre oder Jahrzehnte später ein. Das sog. *Eisenmenger*-Syndrom mit Shuntumkehr und Zyanose ist entstanden. In seltenen Fällen setzt die Reaktion bereits unmittelbar nach der Geburt ein, d. h. der intrauterin dem systemarteriellen Widerstand entsprechende Lungenwiderstand sinkt nicht ab, sondern bleibt diesem von vornherein angepaßt. Andererseits gibt es Fälle, zumal wenn der Shunt auf Vorhofebene besteht, die über Jahre oder Jahrzehnte hinaus, ein weites Lungengefäßsystem behalten und erst spät oder gar nicht zur Entwicklung von reaktiven Lungengefäßveränderungen neigen.

Bislang ist noch in keiner Weise geklärt, bei wem, wann und wie sich im einzelnen diese Lungengefäßveränderungen entwickeln. Eine absolute Gesetzmäßigkeit ist ganz offenbar nicht gegeben. Durch sorgfältige, regelmäßige kardiologische Kontrolluntersuchungen ist jedoch frühzeitig eine Tendenz festzustellen, so daß man sich je nachdem, zu einer baldigen Operation entschließen muß, oder eine abwartende Haltung einnehmen kann. Man muß sich aber bewußt sein, daß der Grundstein für eine deletäre Entwicklung zu einer pulmonalen Hypertension bereits im Säuglingsalter, zumindest gegen Ende des ersten Lebensjahres, gelegt wird. Besteht einmal nur noch ein geringer Links-Rechts-Shunt erst recht ein ausgeprägter *Eisenmenger*-Komplex, ist ein operativer Eingriff unter keinen Umständen mehr indiziert. Unter Zunahme der Zyanose erreichen die Patienten gewöhnlich das Erwachsenenalter. Die Lebenserwartung beträgt selten mehr als 30 Jahre.

7.2   Primitivherzen

Kommt es sehr frühzeitig, etwa in der 3. bis 5. Schwangerschaftswoche zu einer Schädigung der Keimanlage des Herzens, resultieren daraus unter Umständen Mißbildungen, die eine Fülle von Defekten und Fehlbildungen der großen Gefäße enthalten. Vorhof- und Scheidewand können völlig fehlen (Cor biloculare), desgleichen kann auch nur eine AV-Klappe angelegt sein. Besonders häufig sind derartige Mißbildungen bei gleichzeitigem Vorliegen einer Dextrocardie. Entsprechend dem Ausmaß der Fehlbildungen spricht man von sogenannten Primitivherzen. Fehlbildungen der Hohlvene, wie z. B. die Ausbildung einer linksseitigen Kardinalvene, die von der unteren Körperhälfte zu einer linken oberen Hohlvene und von hier nach rechts zum Herzen zieht, während die Lebervenen getrennt in den rechten Vorhof münden, deuten oft auf ein solches Primitivherz hin. Eine Korrekturmöglichkeit ist in den seltensten Fällen gegeben, palliative Eingriffe sind gegebenenfalls die Methode der Wahl.

8. Postoperative Behandlung und Komplikationen

8.1 Grundlagen der Therapie

Unmittelbar nach einer Herzoperation, zumal mit Hilfe der Herz-Lungen-Maschine, steht die Aufrechterhaltung einer ausreichenden Herz- und Kreislauftätigkeit sowie einer entsprechenden Atemfunktion absolut im Vordergrund. Weisen z. B. die Blutgase auf eine ungenügende Atmung hin oder ist der Patient noch nicht wach und ansprechbar, bleibt er postoperativ intubiert und wird kontrolliert beatmet. Spätestens am Morgen des der Operation folgenden Tages sollte man zur Spontanatmung übergehen können.

Der zentrale Venendruck ist ein wichtiges Hilfsmittel zur Steuerung der Volumenzufuhr. Er sollte nach Möglichkeit 12 bis 15 cm H_2O betragen und nach Möglichkeit 20 cm H_2O nicht übersteigen. Eine Venendrucksteigerung ohne entsprechende Volumenzufuhr muß immer den Verdacht auf eine Einflußbehinderung in das rechte Herz erwecken, also in erster Linie auf eine Perikardtamponade. Mitunter kann ein erhöhter Venendruck aber auch Ausdruck eines progredienten Rechtsherzversagens sein.

Da postoperativ immer mit einem abfallenden Serum-Kalium-Spiegel zu rechnen ist, muß KCl in ausreichender Menge zugeführt werden. Dieses muß dabei ausschließlich in einer Infusion mit langsamer Tropfenfolge verabfolgt werden. Eine direkte i. v. Injektion ist unbedingt zu vermeiden, da sie zum plötzlichen kaliumbedingten Herzstillstand führen kann. Der Flüssigkeitsbedarf wird postoperativ ausschließlich i. v. verabfolgt, und zwar über einen zentral-venösen Katheter als 5,5 %ige Glukose oder Laevulose. Bei Kindern etwa bis zu 30 kg Körpergewicht sollte eine Mischung von ⅔ Glukose und ⅓ Ringerlösung gegeben werden. Bei Nachlassen der Urinausscheidung ist die Verabfolgung von kaliumhaltigen Lösungen einzustellen. Das Maß der Urinausscheidung gibt Aufschluß über die Kreislauffunktion. Als Grundregel für die Flüssigkeitszufuhr bei Kindern mit Herzfehlern gilt, am 1. postoperativen Tag 450 bis 500 ml pro m^2/Körperoberfläche, am 2. postoperativen Tag 650 bis 750 ml pro m^2/Körperoberfläche zu verabfolgen. Bei zufriedenstellenden Kreislaufverhältnissen kann die Verabfolgung von Manitol zur Aufrechterhaltung einer guten Diurese angezeigt sein. Desgleichen die Verabfolgung von Diuretika. Dabei muß der Serum-Kalium-Spiegel fortlaufend kontrolliert werden.

Als Operationsschutz empfiehlt sich ein Breitspektrum-Antibiotikum, am besten aus der Gruppe der Cephalosporine und Gentamycine, da diese auch Keime aus der Klebsiellen-Gruppe abdecken. Man beginnt damit bei Einleitung der Narkose und verabfolgt das Präparat für nicht länger als 4 Tage.

Patienten mit angeborenen Herzfehlern kommen in der Regel ohne vorausgegangener Digitalis-Medikation zur Operation. Sie sollten postoperativ, auch nach einfacheren Eingriffen, digitalisiert werden, sei es auch nur, um das Auftreten eines operationsbedingten Vorhofflimmerns, also einer absoluten Arrhythmie, zu verhindern. Die digitalisierende Dosis ist dabei 0,9 mg Digoxin/m² Körperoberfläche, das innerhalb von 24 Stunden verabfolgt werden kann.

Die Drainagen werden am 1. bis spätesens 4. postoperativen Tag entfernt, d. h. sobald die Menge des abfließenden Blutes 50 ml/24 Stunden nicht übersteigt oder das Sekret serös ist. Schrittmacherdrähte bleiben, auch wenn sie nicht mehr benötigt werden, 8 bis 10 Tage liegen, da erst dann entsprechende Verklebungen zwischen Epi- und Perikard aufgetreten sind, so daß Blutungen in den Herzbeuteln nicht mehr zu befürchten sind. Die Fäden der Hautwunde werden am 9. Tag entfernt.

8.2 Komplikationen

Bei Betrachtung der möglichen postoperativen Komplikationen ist zwischen denen zu unterscheiden, die die unmittelbare postoperative Phase betreffen und solchen, die im weiteren Verlauf, wenn der Patient die Intensivstation bereits verlassen hat, auftreten können. Unter den ernsten, lebensbedrohlichen Komplikationen stehen Blutungen und Rhythmusstörungen an erster Stelle.

8.2.1 Blutungen

Diese können chirurgischer Art sein oder auf Gerinnungsstörungen zurückgehen. Nach Operationen mit Hilfe der Herz-Lungen-Maschine, bei denen der Patient heparinisiert wurde, ist ein gewisser Blutverlust in den ersten Stunden nach Beendigung des Eingriffes normal, sollte aber bei Kindern 100 bis 200 ml, bei Erwachsenen 500 ml nicht übersteigen. Entleeren sich nach etwa 2 bis 3 Stunden noch mehr als 100 ml stündlich, ist an eine chirurgische Blutung zu denken und frühzeitig eine Rethorakotomie in Erwägung zu ziehen, auch dann, wenn das Befinden der Patienten noch gut ist. Schon relativ kleine Mengen Blut oder Blutkoagel im Herzbeutel, können die Zeichen einer Herztamponade hervorrufen. Bei anhaltender Zentralisation, einem schnellen Puls, bei Blutdruckwerten, die nur zwischen 80 und 90 liegen, bei einem Mitteldruck unter 60, bei Nachlassen der Urinausscheidung, besonders aber bei einer allgemeinen physischen Unruhe, ist der Verdacht auf eine Perikardtamponade absolut gerechtfertigt. Bestärkt wird dieser Verdacht noch, wenn der Organismus auf Kreislaufmittel, insbesondere auf Isoprotenerol oder Dopamin nicht mehr anspricht.

War die vorausgegangene Korrektur des Herzfehlers einwandfrei, d. h. hat sie zu annähernd normalen hämodynamischen Verhältnissen geführt, muß immer zunächst eine mechanische Ursache diskutiert werden. Zeigt das Röntgenbild ein verbreitertes Mediastinum oder Verschattungen im Bereich einer etwa eröffneten und drainierten Pleurahöhle, ist der Entschluß zur Rethorakotomie nicht schwer. Er sollte aber auch dann gefaßt werden, wenn dieser Hinweis fehlt, der Zustand des Patienten aber eine mechanische Beeinträchtigung der Herzfunktion vermuten läßt.

Liegen postoperative Gerinnungsstörungen vor, wie sie vor allen Dingen bei blausüchtigen Patienten gehäuft vorkommen, die auch meist eine niedrige Thrombozytenzahl aufweisen, ist neben gerinnungsaktivem Plasma vor allen Dingen die Verabfolgung von Warmblut (Frischblut) hilfreich.

Aktive Maßnahmen wie das Ausblähen der Lungen, Entleeren der Drainageschläuche und evtl. Anbringen einer Saugung an der Thoraxdrainage, können zusätzlich helfen, eine Blutung zum Stehen zu bringen.

8.2.2 Rhythmusstörungen

Unter den Rhythmusstörungen stellt der während der Operation iatrogen gesetzte Herzblock die größte Gefahr dar. Als temporäre Erscheinung ist mit ihm in etwa 10 % der gefährdeten Fälle zu rechnen. Er erfordert das Einnähen von epikardialen Schrittmacherdrähten und eine Stimulation, die bei Kindern eher bei 120/min als zu niedrig liegen sollte. Damit lassen sich die Auswirkungen einer totalen AV-Dissoziation verhindern. Man sollte aber immer daran denken, daß auch unter Schrittmacherstimulation das Herzzeitvolumen deutlich, um etwa 20 %, herabgesetzt ist. In der Regel, bis auf 1 bis 2 % der Fälle, bildet sich eine AV-Dissoziation innerhalb von Stunden, gelegentlich von Tagen zurück. Maximal nach 4 Wochen ist mit einer Rückbildung nicht mehr zu rechnen, so daß dann ein permanenter Schrittmacher auf transvenösem Wege implantiert werden muß. Sobald der Sinusrhythmus wiederkehrt, kommt es gewöhnlich zum Überlaufen des Schrittmacherrhythmus. Der Schrittmacher ist dann auf „demand" zu stellen.

Andere Rhythmusstörungen sind gehäufte Extrasystolen, die in der Regel auf ein Absinken des Kaliumspiegels bei gleichzeitiger Digitalisierung oder auf eine Überdigitalisierung zurückzuführen sind. Schließlich kann es, wenn auch bei Kindern selten, zum Auftreten einer absoluten Arrhythmie kommen, die sich in der Regel durch Volldigitalisierung, evtl. verbunden mit der Gabe von Chinidin, in Sinusrhythmus überführen läßt. Handelt es sich um eine absolute Arrhythmie mit schneller Überleitung, wobei die Kreislauffunktion erheblich gestört ist, kann in Narkose eine Elektrokonversion durchgeführt werden.

8.2.3 Lungenödem bzw. Linksherzversagen

Ein Lungenödem in der frühen postoperativen Phase ist nach Korrektur angeborener Herzfehler ein seltenes Ereignis. Es ist in der Regel auf eine operativ bedingte Komplikation, z. B. auf eine einer normalen Hämodynamik nicht gerecht werdenden Korrektur oder durch die Verletzung von Koronararterienästen, die zur Infarzierung von Abschnitten des linken Ventrikels führen, bedingt. Bei Kindern kann auch eine zu rasche Erhöhung des zentralen Venendruckes, also eine zu rasche Volumenzuführung, zu einem Lungenödem führen, das dann über einen schlechten Gasaustausch und dadurch herabgesetzte Kreislauffunktion, die wiederum zu einer schlechten Nierenfunktion führt, einen Circulus vitiosus hervorrufen kann. Ein Lungenödem zwingt zur sofortigen Reintubation mit Überdruckbeatmung und einer massiven diuretischen Therapie, die am besten mit Humanalbumin (20 %ig) und entsprechenden Diuretika durchgeführt wird.

8.2.4 Spätkomplikationen

Bis etwa 2 Wochen nach der Operation, kann es zu einer Wiedereröffnung eines verschlossenen Ventrikelseptumdefektes kommen. Ein systolisches Schwirren über dem Präkordium sowie eine anhaltende Rechtsinsuffizienz weisen darauf hin. Kommt es, etwa nach Korrektur einer Tetralogie, zu einem plötzlichen Aufgehen eines größeren Teiles des Defektes, der dann zu einem jetzt von links nach rechts gerichteten Shunt führt, ist ein akutes Herzversagen mit Lungenödem die Folge. Es zwingt zu einer sofortigen Reoperation. Eine prolongierte Rechts-Insuffizienz über mehrere Wochen ist u. U. pathognomonisch für einen noch bestehenden oder wieder bestehenden Links-Rechts-Shunt. Nach der Korrektur fast aller komplizierter Herzfehler, insbesondere der *Fallot*schen Tetralogie kommt es fast immer zu einer temporären, meist 2 Wochen nicht übersteigenden Rechtsinsuffizienz. Unter konsequenter Behandlung mit Bettruhe, Digitalis und Diuretika ist dieses Krankheitsbild in der Regel kurzfristig zu beherrschen.

Schließlich können trotz maximaler Aseptik Infektionen auftreten. Dabei überwiegen spezifische Krankenhauskeime, deren Pathogenität meistens relativ gering ist. In der Regel sind derartige Vorkommnisse bei Operationen angeborener Herzfehler jedoch relativ selten. Sie treten eher nach längeren Eingriffen und bei Patienten auf, bei denen die Resistenz infolge einer Blausuchterkrankung gemindert ist.

Als Therapie kommt bei einer mediastinalen Infektion in erster Linie eine Spüldrainage, in allen Fällen jedoch eine gezielte Behandlung mit Antibiotika in Frage.

Sachverzeichnis

Literaturverzeichnis

1. *ABBOT, M. E.: Atlas of congenital heart disease. Amer. Heart Ass. (1936), New York;* 2. *AT-SUMI M., M. RYUSUKE: Deep hypothermia combined with cardiopulmonary bypass for cardiac surgery in neonates and infants. J. Thorac. Cardiovasc. Surg. 64 (1972), 422;* 3. *BAHNSON, H. T.: Coarctation of the Aorta and Anomalies of the aortic arch. Surg. Clin. North America 32 (1952), 1313;* 4. *BAILEY, L. L., Y. TAKENCKI, G. W. WILLIAMS, G. A. TRUSLER, W. T. MUSTARD: Surgical management of congenital cardiovascular anomalies with use of profund hypothermia and circulatory arrest. Analysis of 180 consecutive cases. J. Thorac. Cardiovasc. Surg. 71 (1976), 485;* 5. *BARRAT-BOYES, B. G., M. SIMPSON, J. M. NEUTZE: Intracardiac surgery in neonates and infants using deep hypothermia with surface cooling and limited cardiopulmonary bypass. Circulation 43, Suppl. I (1971), 1–25;* 6. *BARRATT-BOYES, B. G.: Primary Definitive Intracardiac Operations in Infants: Total Anomalous Pulmonary Venous Connection. In Advances in Cardiovascular Surgery, John W. Kirklin. Grune or Stratton, New York and London (1973), 127–139;* 7. *BECU, L., R. S. FONTANA, J. W. DU SHANE, J. W. KIRKLIN, H. B. BURCHELL, J. E. EDWARDS: Anatomic and pathologie studies in ventricular septal defect. Circulation 14 (1956), 249;* 9. *BAUMGARTBER, M.: Klinischer Verlauf und postoperatives Blutdruckverhalten nach Korrekturoperationen von Aortenisthmusstenosen. Aus der Herzchirurgischen Klinik der Universität München, Inauguraldissertation, München (1976/1977);* 10. *BENTALL, H. H., W. P. CLELAND, C. M. DAKLEY, P. M. SHAH, R. E. STEINER, J. F. GOODWIN: Surgical treatment and postoperative hemodynamic studies in hypertrophic obstructive cardiomyopathy. Brit. Heart J. 27 (1965), 585;* 11. *BEUREN, A. J., C. SCHULZE, P. EBERLE, D. HARMJANZ, J. APITZ: The syndrome of supravalcular aortic stenosis, peripheral pulmonary stenosis, mental retardation and similar facial appearance. Amer. J. Cardiol. 13 (1964) 471;* 12. *BEUREN, A. J.: Die angeborenen Aortenfehler. In E. Derra (Hrsg.): Handbuch der Thoraxchirurgie. Ergänzungsband Herzchirurgie II. Springer-Verlag, Berlin – Heidelberg – New York (1976), 627;* 13. *BEYER, J., W. KLINNER: „Die idiopathische hypertrophische Subaortenstenose als chirurgisch bedeutsame primäre Kardiomyopathie. Vortrag: Deutsche Gesellschaft für Kreislaufforschung, Herbsttagung München, 9.–11. 10. 1975.* 14. *BEYER, J., L. BRUNNER, W. HÜGEL, E. KREUZER, B. REICHART, L. SUNDER-PLASSMANN, W. KLINNER: Akutes Linksherzversagen nach ASD-Verschluß. Thoraxchir., Vask. Chir. 23 (1975), 346;* 15. *BIGELOW, W. G., A. S. TRIMBLE, P. AUGER, J. MARQUIS, E. D. WIGLE: The ventriculomyotomy operation for muscular subaortic stenosis. J. Thorac. Cardiovasc. Surg. 52 (1966), 514;* 16. *BIGELOW, W. G., J. C. CALLAGHAN, J. A. HOPPS: General hypothermia for Experimental Cardiac Surgery. Amer. Surg. 132 (1950), 531;* 17. *BING, R. J., J. C. HANDELSMAN, J. A. CAMPELL, H. E. GRISWOLD, A. BLALOCK: The surgical treatment and physiopathology of coarctation of the aorta. Ann. Surg. 128 (1948), 83;* 18. *BLALOCK, A., H. B. TAUSSIG: The surgical treatment of malformations of the heart in which there is pulmonary stenosis or pulmonary atresia. J.A.M.A. 128 (1945), 189;* 19. *BLAND, E. F., P. D. WHITE and J. GARLAND: Congenital anomalies of the coronary arteries: Report of an unusual case associated with cardiac hypertrophy. Amer. Heart, J. 8 (1933), 787;* 20. *BLEICHRÖDER, F.: Interarterielle Therapie. Klin. Wschr. 49, Berlin (1912), 1903;* 21. *BLOUNT, S. G., M. C. McCORD, H. MUELLER, H. SWAN: Isolated valvular pulmonic stenosis. Clinical and physiologic response to open valvuloplasty. Circulation 10 (1954), 161;* 22. *BONFILS-ROBERTS, E. A., J. W. DUSHANE, D. C. McGOON, G. K. DANIELSON: Aortic sinus fistula-surgical considerations and results of operation. Ann. Thorac. Surg. 12 (1971), 492;* 22a. *BONNET, L. M.: Sur la lesion dite stenose congenitale de l'aorte dans la region de l'isthme. Rev. Med. 23, Paris (1973), 18;* 23. *BRAMSON, M. L., J. D. HILL, J. J. OSBORN, W. TYSON, P. KAHN: Design and performance of a new membrane lung. Trans. Amer. Soc. Artific. Intern. Organs 18 (1972), 395;* 24. *BRAUNWALD, N. S., A. G. MORROW: Incomplete persistent atrioventricular canal. J. Thorac. Cardiovasc. Surg. 51 (1966), 71;* 25. *BROCK, R. C.: The surgery of pulmonary stenosis, Brit. med. J. 2 (1949), 399;* 26. *BROCK, R. C.: Pulmonary valvulotomy for the relief of congenital stenosis. Report of 3 cases. Brit. med. 1 (1948), 1121;* 27. *BROCKENBROUGH, E. C., E. BRAUNWALD, A. MORROW: A hemodynamic technic for the detection of hypertrophic subaortic stenosis. Circulation 23 (1961), 189;* 28. *BRODY, H.: Drainage of the Pulmonary veins into the Right Side of the Heart. Arch. Path. 33 (1942), 221;* 29. *BRUNNER, L., B.*

HEISIG, R. DE VIVIE, W. OEVERMANN, C. BAUMGARTEN, H. E. HÖFFMEISTER, P. G. KIRCHHOFF, H. RASTAN, D. REGENSBURGER, K. STAPENHORST, J. KONCZ: Über den Einfluß des pulmonalen Hochdruckes auf die Ergebnisse des operativen Verschlusses von Ventrikelseptumdefekten. Thoraxchir. Vask. Chir. 20 (1972), 11; 30. BRUNNER, L., P. G. KIRCHHOFF, D. HEIDBREDER, B. HEISIG, H. E. HOFFMEISTER, H. J. KAESE, H. KASTAN, D. REGENS-BURGER, K. STAPENHORST, J. KONCZ: Ergebnisse nach restaurativen Operationsverfahren im Bereich des linken Ausflußtraktes und Klappenersatz bei Kindern und Jugendlichen. Thoraxchir. Vask. Chir. 19 (1971), 317; 31. BÜHLMEYER, K., T. MEHRPUJAN, W. KLINNER: Der Ventrikelseptumdefekt im Säuglingsalter. Z. f. Kinderklinik 92 (1965), 264; 32. CARTMILL, T. B., J. W. DU SHANG, D. C. McGOON, J. W. KIRKLIN: Results of repair of ventricular septal defect. J. Thorac. Cardiovasc. Surg. 52 (1966), 486; 33. CLAGETT, O. T., R. W. JAMPOLIS: Coarctation of the aorta: study on 70 cases, in which surgical exploration was performed. Arch. Surg. 63 (1951), 337; 34. CO-LEMAN, E. N., R. S. BARCLAY, J. M. REID, J. G. STEVENSON: Congenital Aortopulmonary Fistula Combined with Persistent Ductus Arteriosus. Brit. Heart J. 29 (1967), 571; 35. COLLET, R. W., J. E. EDWARDS: Persistent truncus arteriosus, Surg. Clin. North America 29 (1949), 1245; 36. COOLEY, D. A., D. G. McNAMERA, J. R. LATSON: Aortic-pulmonary Septal Defect. Diagnosis and Surgical Treatment. Surgery 42 (1957), 101; 37. COOLEY, D. A., G. L. HALLMANN: Intrapericardial aortic right pulmonary arterial anastomosis. Surg. Gynec. Obstet. 122 (1966), 1084; 38. COOLEY, D. A., G. L. HALLMANN, R. D. BLOODWELL: Definitive surgical treatment of anomalous origin of the left coronary artery from pulmonary artery: Indications and results. J. Thorac. Cardiovasc. Surg. 52 (1966), 798; 39. COOLEY, D. A., G. L. HALLMANN: Surgical Treatment of congenital Heart Disease. Lea a Febiger, Philadelphia (1966), 13–31; 40. COOLEY, D. A., G. L. HALLMANN: Surgical Treatment of Congenital Heart Disease. Lea a Febiger, Philadelphia (1966), 83–100; 41. COOLEY, D. A., R. D. LEACHMANN, D. C. WUKASCH: Diffuse muscular subaortic stenosis surgical treatment. Amer. J. Cardiol. 31 (1973), 1; 42. CRAIG, R. J., A. SELZER: Natural history and prognosis of atrial septal defects. Circulation 37 (1968), 805; 43. CROSS, F. S., E. B. KAY: Direct repair of intracardiac defects utilizing a rotation disc reservoir oxygenator. Surg. Gynec. Obstet. 104 (1957), 711; 44. CRAAFORD, C., G. NYLIN: Congenital Coarctation of the aorta and its surgical treatment. J. Thorac. Surg. 14 (1945), 347; 45. CURNAND, A., H. A. RANGES: Catherization of the right auricle. In Man Proc Soc Exp. Biol. Med. 46 (1941), 462; 46. DE BAKEY, M. E.: A simple continuous flow blood transfusion instrument. Med. Surg. J. 87, New Orleans (1934), 386; 47. DE WALL, R. A., H. E. WARDEN, R. C. READ, V. L. GOTT, N. R. ZIEGLER, R. L. VARCO, C. W. LILLEHEI: A simple expandable artificial oxygenator for open heart surgery. Surg. Clin. North America 36 (1956), 1025; 48. CARLING, R. C., W. B. ROTHNEY, J. M. CMIG: Total Pulmonary Venous Drainage into the Right side of the Heart. Lab. Invest. 6 (1957), 44; 49. DER-RA, E.: Handbuch für Thoraxchirurgie, Band II. Springer-Verlag, Heidelberg (1958). Neu: DERRA, E., W. BIRCKS: Herzchirurgie I u. II. Springer-Verlag, Heidelberg (1976); 50. DILLARD, D. H., H. MOHRI, K. A. MORENDINO: Correction of heart disease in infancy utilising deep hypothermia and total circulatory arrest. J. Thorac. Cardiovasc. Surg. 61 (1971), 64; 51. DOERR, W.: Pathologische Anatomie der angeborenen Herzfehler. In Handbuch der Inneren Medizin, 4. Aufl., Bd. IX/3, Hrsg. von G. v. Bergmann, W. Frey, H. Schwiegk. Springer, Berlin (1960); 52. EBSTEIN, W.: Über einen sehr seltenen Fall von Insuffizienz der Valvula tricuspidalis, bedingt durch eine angeborene hochgradige Mißbildung derselben. Arch. Anat. Physiolog. (1899), 238–254; 53. EDWARDS, J. E., L. S. CA-REY, H. N. NEUFIELD, R. G. LESTER: Congenital Heart Disease, Vol. II. W. B. Saunders Comp., Philadelphia (1965); 53a. EISENMENGER, V.: Ursprung der Aorta aus beiden Ventrikeln. Klin. Wschr. 11, Berlin (1898), 26; 54. ELIOT, R. S., A. WOLBRINK, J. E. EDWARDS: Congenital aneurysm of the left aortic sinus. A rare lesion and a rare cause of coronary insufficiency. Circulation 28 (1963), 951; 55. ELLIS, F. H., J. W. KIRKLIN: Congenital valvular aortic stenosis. Anatomic findings and surgical technique. J. Thorac. Cardiovasc. Surg. 43 (1962), 199; 56. FALLOT, A.: Contribution á l'anatomie pathologique de la maladie bleu (cyanose) cardiaque. Marseille méd. 25 (1888), 11, 138, 201, 210, 341, 403; 57. FONTAN, F., E. BAUDEX: Surgical repair of tricuspid atresia. Thorax 26 (1971), 240; 58. FORSSMANN, W.: Über die Sondierung des rechten Herzens. Klin. Wschr. 2 (1929), 2085; 59. FRYE, R. C., W. K. OWINGS, H. J. C. SWAN, J. W. KIRKLIN: Results of surgical treatment of patients with diffuse subvalvular aortic stenosis. Circulation 32 (1965), 53; 60. GAULT, J. M., A. G. MORROW, W. A. GAY, J. ROSS: ASD in patients over the age of forty years. Circulation 37 (1968), 261; 61. GERBODE, F., P. A. SANCHEZ, R. ARGUORO, W. J. KERTH, J. D. HILL, P. A. DE VRIES, A. SELZER, S. J. ROBINSON: Endocardial cushion defect. Ann. Surg. 166 (1967), 486; 62. GIBBON: Surgery of the Chest. W. B. Saunders Comp., Philadelphia

(1976); 63. GLENN, W. W. L.: *Circulatory bypass to the right side of the heart.* New Engl., J. Med. 295 (1958), 117; 64. GOERTTLER, K. L., W. BARGMANN, W. DOERR: *Das Herz des Menschen.* Thieme-Verlag, Stuttgart (1963), 422; 65. McGOON, D. C.: *Complex Congenital Malformations. Surgery of Complete Form of Atrioventricular Canal.* In Advances in Cardiovascular Surgery, John W. Kirklin. Grune and Stratton, New York and London (1973), 45; 66. GOULD, S. E.: *Pathology of the Heart and Blood Vessels.* Charles C. Thomas, Springfield-Illinois – USA (1968), 789; 67. GROSS, R. E.: *A method of surgical closure of intraauricular septal defects.* Surg. Gynec. Obstet. 96 (1953), 1; 68. GROSS, R. E.: *Surgical treatment of coarctation of the aorta.* J.A.M.A. 139 (1949), 285; 69. GROSS, R. E., J. P. HUBBARD: *Surgical Ligation of a Patent Ductus arteriosus. Report of First Successful Case.* J.A.M.A. 112 (1939), 729; 70. GROSS, R. E., P. F. QARE: *Surgical significance of the aortic arch anomalies.* Surg. Gynec. and Obst. 83 (1946), 435; 71. HALLMANN, G. L., D. A. COOLEY: *Congenital aortic vascularing. Surgical considerations,* Arch. Surg. 88 (1964), 666; 72. HALLMANN, G. L., D. A. COOLEY, D. B. SINGER: *Congenital anomalies of the coronary arteries. Anatomy, pathology and surgical treatment.* Surgery 49 (1966), 133; 73. HARDY, K. L., I. A. MAY, C. A. WEBSTER, K. G. KIMBALL: *Ebstein's Anomaly. A functional concept and succesfull definitive repair.* J. Thorac. Cardiovasc. Surg. 48 (1964), 927; 74. KEITH, J. D., R. R. ROWE, P. VLAD: *Heart Diseases in Infancy and Childhood.* The Macmillan Co., New York (1967), 504; 75. KILMAN, J. W.: „*Congenital Mitral Stenosis.*" In Gibbon's Surgery of the Chest, Sabiston and Spencer. W. B. Saunders Comp., Philadelphia – London – Toronto (1976), 1084; 76. KIRKLIN, J. W., F. H. ELLIS: *Surgical relief of diffuse subvalvular aortic stenosis.* Circulation 24 (1961), 739; 77. KIRKLIN, J. W. R. B. KARP, L. M. BARGERON: „*Surgical Treatment of Ventricular Septal Defect.*" In Gibbon's Surgery of the Chest, Sabiston and Spencer. W. B. Saunders Comp., Philadelphia – London – Toronto (1976), 1032; 78. KIRKLIN, J. W., R. B. KARP: *The Tetralogy of Fallot.* W. B. Saunders Comp. (1970); 79. KLINNER, W., R. ZENKER: *Experience with correction of Fallot's Tetralogy in 178 Cases,* 9th Congress of the Pan Pacific Surgical Assiciation, Honolulu, Nov. (1963), 5–13; 80. KLINNER, W.: *Postoperative life enhancement in cases of tetralogy of Fallot.* J. Card. Vasc. Surg. (Torino) 13 (1972), 255; 81. KLINNER, W.: *Indikationsstellung, operative Technik und Ergebnisse bei Korrektur der Fallotschen Tetralogie.* Zentralblatt f. Chirurgie 91 (1972), 1417; 82. KOCHSIEK, K., D. LARBIG, D. HARMJANZ: *Die hypertrophische obstruktive Kardiomyopathie.* Experimentelle Medizin, Pathologie und Klinik, Band 35. Hrsg. von F. Leuthardt, R. Schoen, H. Schwiegk, H. U. Zollinger. Springer-Verlag, Berlin – Heidelberg – New York (1971); 83. KONCZ, J., A. BEUREN, P. HEIMBURG, D. LARBIG: *Die Aortenfehler.* In E. Derra (Hrsg.): Handbuch der Thoraxchirurgie, Ergänzungsband II. Springer-Verlag, Berlin – Heidelberg – New York (1976); 84. KRAYENBÜHL, CH. U., H. P. KRAYENBÜHL, M. ROTHLIN: *Operativer Verschluß des Vorhofseptumdefektes beim über 40jährigen.* Thoraxchir. Vask. Chir. 24 (1976), 46; 85. LEVINE, O. R., S. BLUMENTHAL: *Pulmonic Stenosis,* Circulation 32, Suppl. 3 (1965), 33; 86. LEWIS, F. J., M. TAUFIC: *Closure of atrial septal defects with aid of hypothermia. Experimental accomplishments and report of one successful case.* Surgery 33 (1952), 52; 87. LILLEHEI, C. W., M. COHEN, H. E. WARDEN, R. C. READ, J. B. AUST, R. A. DE WALL, R. L. VARCO: *Vision intracardiac surgical correction of the tetralogy of Fallot, pentalogy of Fallot, and pulmonary atresia defects.* Ann. Surg. 142 (1955), 418; 88. LILLEHEI, C. W., V. L. GOTT, R. A. DE WALL, R. L. VARCO: *Surgical treatment of stenotic or regurgitant leons of the mitral and aortic valves by direct vision utilizing a pump oxygenator.* J. Thorac. Surg. 35 (1958), 154; 89. LÖFFLER, L.: *Die Arteriographie der Lunge und die Kontrastdarstellung der Herzhöhlen am lebenden Menschen.* Thieme-Verlag, Leipzig (1945); 90. LÖFFLER, L.: *Ergebnisse der Kontrastdarstellung des rechten Herzens am lebenden Menschen.* Zschrft. f. Kreislaufforschung 36 (1944), 528; 91. LOOGEN, F., B. BOSTROEM, K. GLEICHMANN, H. KREUZER: *Aortenstenose und Aorteninsuffizienz.* Forum cardiologicum 12 (i. d. Studienreihe Boehringer, Mannheim 1969), S. 9–76; 92. MASSILE, N. A., J. LAWLER, M. VERMILLION: *Myocardial ischemia after ligation of an anomalous left coronary artery arising from the pulmonary artery.* New Engl., J. Med. 269 (1963), 483; 92a. McGOON, D. C.: *Atrioventricular canal.* In Gibbon's Surgery of the Chest, Sabiston and Spencer. W. B. Saunders Comp., Philadelphia – London – Toronto (1976), 1020; 93. MILLER, B. J., J. H. GIBBON jr., H. H. GIBBON: *Gitteroxygenator. Recent advances in the development of a mechanical heart and lung apparaturs.* Ann. Surg. 134 (1951), 694; 94. MISTROT, J., W. NEAL, G. LYONS, J. MOLLER, R. LUCAS, A. CASTANEDA, R. VARCO, D. NICOLOTT: *Pulmonary valvulotomy under inflow-stasis for isolate pulmonary stenosis.* Ann. Thorac. Surg. 21 (1976), 30; 95. MOHRI, H., D. H. DILLARD, E. W. CRAWFORD, W. E. MARTIN, K. A. MERENDINO: *Method of surface induced deep hypothermia for open heart surgery in infants.* J. Thorac. Surg. 58 (1969), 262; 96. MORI, A., R. MURAOKA, Y. YOKOTA, Y. OKAMOTO, F. ANDO, H. FUKUMASO, H.

OKU, M. IKEDA, H. SHIROTANI, Y. HIKASA: Deep hypothermia combined with cardiopulmonary bypass for cardiac surgery in neonates and infants. J. Thorac. Cardiovasc. Surg. 64 (1972), 422; 97. MORROW, A. G.: Hypertrophic subaortic stenosis. Some physiologic concepts and the role of operative treatment. Arch. Surg. 199 (1969), 677; 98. MORROW, A. G., B. A. REITZ, S. E. EPSTEIN, W. L. HENRY, D. M. CONKLE, S. B. ITSCOITZ, D. R. REDWOOD: Operative Treatment in Hypertrophic Subaortic Stenosis. Techniques, and the Results of Pre and Postoperative Assesment in 83 Patients. Circulation 52 (1975), 88; 99. MILLER, W. R., J. F. DAMMANN: Treatment of certain congenital malformations of the heart by the creation of pulmonary stenosis to reduce pulmonary hypertensions and excessive blood flow. Surg. Gynec. Obstet. 95 (1952), 2/3; 100. MURRAY, G.: Closure of Defects in cardiac septa. Ann. Surg. 128 (1948), 843; 101. MUSTARD, W. T.: Succesfull two-stage correction of transposition of the great vessels. Surg. 55 (1964), 469; 102. MUSTARD, W. T., A. L. CHUTE, J. D. KEITH, A. SIREK, R. D. ROWE, P. VLAD: A surgical approach to transposition of the great vessels with extracorporal circuit. Surg. 36 (1954), 39; 103. MUSTARD, W. T., J. D. KEITH, G. A. TRUSSLER, R. FOWLER, L. KIDD: The surgical management of transposition of the great arteries. J. Card. Vasc. Surg. 48 (1964), 1953; 104. NASRALLAH, T. A., R. J. HALL, E. GARCIA, R. D. LEACHMANN, D. A. COOLEY: Surgical Repair of Atrial Septal Defects in Patients over 60 Years of Age; Long-Term Results. Circulation 53 (1976), 329; 105. NEUFELD, H. N., R. G. LESTER, P. J. ADAMS, R. C. ANDERSON, C. W. LILLEHEI, J. E. EDWARDS: Aortic-pulmonary Septal Defect. Amer. J. Cardiol. 9 (1962), 12; 106. OGDEN, J. A.: Congenital anomalies of the coronary arteries. Amer. J. Cardiol. 25 (1970), 474; 107. PHILLIPS, S. J., J. E. OKIES, D. HENKEN, C. O. SUNDERLAND, A. STARR: Complex of secundum atrial septal defect and congestive heart failure in infants. J. Thorac. Cardiovasc. Surg. 4 (1975), 696; 108. POTTS, W. D., S. SMITH, S. GIBSON: Anastomosis of the aorta to a pulmonary artery for certain type of congenital heart disease, J.A.M.A. 132 (1946), 629; 109. RASHKIND, W. J., W. W. MILLER: Creation of an atrial septal defect with thoracotomy. J.A.M.A. 196 (1966), 991; 110. RASTAN, H., J. KONCZ: Plastische Erweiterung des linken Ausflußtraktes. Eine neue Operationsmethode. Thoraxchir. Vask. Chir. 23 (1975), 169; 111. RASTELLI, G. C., D. C. McGOON, P. A. ONGLY, H. J. MANKIN, J. W. KIRKLIN: Surgical treatment of supravalvular aortic stenosis. J. Thorac. Cardiovasc. Surg. 51 (1966), 873; 112. RASTELLI, G. C., P. A. ONGLEY, J. W. KIRKLIN, D. C. McGOON: Surgical repair of the complete form of persistent common atrioventricular canal. J. Thorac. Cardiovasc. Surg. 55 (1968), 299; 113. RASTELLI, G. C., J. W. KIRKLIN, J. L. TITUS: Anatomic observations on complete form of persistent common atrioventricular canal with special reference atrioventricular valves. Mayo Clinic, Proc. 41 (1966), 296; 114. RASTELLI, G. C., P. A. ONGELY, D. D. McGOON: Surgical repair of complete atrioventricular canal with common leaflet undivided and unattached to ventricular septum. Mayo Clinic, Proc. 44 (1969), 335; 115. RASTELLI, A. C., R. B. WALLACE, P. A. ONGLEY: Complete repair of transposition of the great arteries with pulmonary stenosis. Circulation 39 (1969), 83; 116. REICHART, B., L. BRUNNER, J. BEYER, E. KREUZER, L. SUNDER-PLASSMANN, K. THEISSEN, J. KRÖTZ, P. MÜLLER-SEYDLITZ: Das Verhalten der pulmonalen Hypertension nach Verschluß von Vorhofseptumdefekten. Thoraxchir. Vask. Chir. 23 (1975), 447; 117. ROBERTS, W. C.: Operative treatment of hypertrophic obstructive cardiomyopathy. The case against mitral valve replacement. Amer. J. Cardiol. 32 (1973), 377; 118. ROE, B. B.: „Ebstein's Anomaly." In Gibbon's Surgery of the Chest, Sabiston and Spencer. W. B. Saunders Comp., Philadelphia – London – Toronto (1976), 1170; 119. RUMEL, W. R., C. P. BAILEY, P. C. SAMSON, D. H. WATERMANN, R. J. BING: Surgical treatment of coartation of aorta. Report of the section on cardiovascular surgery. Am. Coll. Chest Physicians. J.A.M.A. 164 (1957), 5; 120. SCHÖLMERICH, P., E. STEIN, R. ZENKER, W. KLINNER: Transposition der unteren Hohlvene mit Cyanose und Links-Hypertrophie. Dtsch. Ges. f. Kreislaufforschung 28 (1962), 321; 121. SAKARKIBARA, S., S. KONNO: Congenital aneurysma of the sinus of Valsalva. Criteria for recommending surgery. Amer. J. Cardiol. 12 (1963), 100; 122. SCOTT, H. W., H. T. BAHNSON: Evidence for renal factor in the hypertension of experimental coarctation of the aorta. Surgery 30 (1951), 206; 123. SCOTT, H. W., H. A. COLLINS, B. SINCLAIR-SMITH: Surgical repair of congenital aneurysm of the right coronary sinus of Valsalva with rupture into the left ventricle. J. Cardiovasc. Surg. 5 (1964), 231; 124. SELLORS, T. H.: Surgery of pulmonic stenosis. Lancet 1 (1948), 988; 125. SENNING, A.: Surgical correction of transposition of the great vessels. Surg. 45 (1959), 966; 126. SENNING, A.: Surgical correction of transposition of the great vessels. Surg. 59 (1966), 334; 127. SHONE, J. D., R. D. SELLORS, R. C. ANDERSON, P. ADAMS, C. W. LILLEHEI, J. E. EDWARDS: The developmental complex of the „parachute-mitral valve", supravalvular ring of the left atrium subaortic stenosis and coarctation of the aorta. Amer. J. Cardiol. 11 (1963), 714; 128. SOULIE, P. J., F. BOUCHARD, J. R. CRAPETETET, HL. L. CLUMLINE: Le syndrome de Lutenbacher.

Arch. mal. Cœr. (1968), 209; 128. SONDERGARD, T.: Closure of atrial septal defects, Report of three cases. Acta. chir. Scandinav. 107 (1959); 129. SPENCER, F. C.: „Atrial Septal Defect, Anomalous Pulmonary Veins, and Atrioventricular Canal." In Surgery of the Chest, J. H. Gibbon, Sabiston and Spencer, Saunders, Philadelphia – London – Toronto (1969), 688; 131. STENSEN, N.: De musculis et glandulis observationum specimen, cum epistolis duabus anatomicis, Amstelodanum, OP. Le Grand 1664, 99 pp. Translated by Maurice N. Walsh, MD, Mayo Clinic; 132. TAGUCHI, K., N. SASAKI, Y. MATSUURA, R. UEMURA: Surgical correction of aneurysm of the Sinus of Valsalva. Amer. J. Cardiol. 23 (1969), 18; 133. TAUSSIG, H. B., R. J. BING: Complete transposition of the aorta and a levoposition of the pulmonary artery. Amer. Heart J. 37 (1949), 551; 134. TAWES, R. L. jr., J. C. BULL, B. B. ROE: Hypertension and abdominal pain after resection of aortic coarcation. Ann. Surg. 171 (1970), 409; 135. TRIMBLE, A. S., W. G. BIGELOW, E. D. WIGLE, A. CHRYSOHOU: Simple and effective surgical approach to muscular subaortic stenosis. Circulation 39 (1964), 125; 136. TRUSLER, G. A., C. A. F. MOES, B. S. L. KIDD: Repair of ventricular septal defect with aortic insufficiency. J. Thorac. Cardiovasc. Surg. 66 (1973), 394; 137. VAN PRAAGH, R., J. J. McNAMARA: Anatomic types of ventricular septal defect with aortic insufficiency (Diagnostic and surgical considerations). Amer. Heart. J. 75 (1968), 604; 137a. VLAD, P.: Pulmonary atresia with intact ventricular septum. In Heart Disease in Infancy. Diagnosis and Surgical Treatment. Editors B. G. Barrott-Boyes, J. M. Neutze, E. A. Harris. Churchill Livingstone, Edinburgh and London (1973), 245; 138. VOSS-SCHULTE, K.: Isthmusplastik zur Behandlung der Aortenisthmusstenose. Thoraxchirurgie 4 (1956/57), 443; 139. WATERMANN, D. H., P. C. SAMSON, C. P. BAILEY: The surgery of patent ductus arteriosus. A report of the section of cardiovascular surgery. Dis. Chest 29 (1956), 102; 140. WATERSTON, F. J.: Treatment in Fallot's Tetralogy in children under one year of age. Rozhl. Chir. 41 (1962), 181; 141. WRIGHT, J. S., R. FREEMANN, W. B. JOHNSTON: Aorto-pulmonary Fenestration. A Technique of Surgical Management. J. Thorac. Cardiovasc. Surg. 55 (1968), 220; 142. ZENKER, R., G. HEBERER, H. GEHL, H. BORST, R. BEER, Y. H. YEH: Zur Aufrechterhaltung der Organfunktion und des Stoffwechsels im extracorporalen Kreislauf. Langenbeck's Arch. 289 (1958), 294; 143. ZENKER, R., W. KLINNER, K. BÜHLMEYER: Die isolierte angeborene Mitralstenose und ihre chirurg. Behandlung. Festschrift f. H. B. Wulfing, Malmö (1963), Studies in Surgery.